民国医家临证论丛

民国医家论本草之《本草选旨》

上海市中医文献馆

总主编　贾　杨　毕丽娟
编　校　杨枝青
主　审　杨杏林

U0279113

上海科学技术出版社

内 容 提 要

本书为"民国医家临证论丛"系列图书的一种。

《中医杂志》是民国时期较为著名的中医药类代表性期刊,该期刊自1924年6月第11期至1928年6月第27期,前后连载《本草选旨》17期,载药172种。每种药物,收录了药物释名、药物形态、品种比较、炮制方法、性味归经、配伍忌宜、功效主治、使用禁忌等内容。其中功效主治以《神农本草经》《名医别录》《本草纲目》中的阐述为主,并参合张元素、李东垣、朱丹溪等金元时期名医的论述。

通过整理编校《本草选旨》,可从侧面了解民国时期中医药的学术状况,对现代中药学的研究具有一定参考价值。

本书可供中医药学院校师生、中医临床医生及中医爱好者参阅。

图书在版编目(CIP)数据

民国医家论本草之《本草选旨》 / 杨枝青编校.
上海 : 上海科学技术出版社, 2024. 9. -- (民国医家临证论丛 / 贾杨, 毕丽娟总主编). -- ISBN 978-7-5478-6762-4

Ⅰ. R281.3

中国国家版本馆CIP数据核字第2024HN2129号

民国医家论本草之《本草选旨》
编校 杨枝青

上海世纪出版(集团)有限公司
上海 科 学 技 术 出 版 社 出版、发行
(上海市闵行区号景路159弄A座9F-10F)
邮政编码 201101 www.sstp.cn
常熟市华顺印刷有限公司印刷
开本787×1092 1/16 印张11
字数150千字
2024年9月第1版 2024年9月第1次印刷
ISBN 978-7-5478-6762-4/R·3070
定价:68.00元

丛 书 前 言

    近代中国,社会巨变,从传统走向现代的大转变过程中,新思潮不断涌现。中医受到前所未有的质疑和排斥,逐渐被推向"废止"的边缘,举步维艰。客观形势要求中医必须探索出一系列革新举措来救亡图存,创办期刊就是其中的重要方式之一。中医界以余伯陶、恽铁樵、张赞臣等名医为代表,先后创办中医期刊近300种,为振兴中医学术发挥了喉舌作用。这些期刊多由名医创刊并撰稿,刊名即反映创刊主旨,具有鲜明的旗帜性,在中医界具有广泛影响力;期刊同时也是学术平台,注重发展会员、发布信息,团结中医界共同致力于学术交流。

    近代中医药期刊不仅承载了近代中医学科的学术思想、临床经验和医史文献资料,全面反映了中医行业的生存状态以及为谋求发展所做的种种探索和尝试,客观揭示了这一历史时期西方医学对中医学术界的冲击和影响,也从侧面折射出近代中国独特的社会、历史、文化变迁。近代中医期刊内容丰富、形式多样,涵盖医事新闻、行业态度、政府法规、医案验方、批评论说、医家介绍、医籍连载,乃至逸闻、小说、诗词,更有难得的照片资料,具有重要的研究价值。所涉研究领域广阔,包括中医学、文献学、历史学、社会学、教育学等诸多学科,是研究近代中医不可或缺的第一手资料。以近代中医期刊为主体,整理和挖掘其中有学术价值和现实意义的内容,无论在研究对象、选题还是内容上,都具有系统性和创新性。鉴于近代医药期刊作为学术界新兴的研究领域,尚处于起步阶段,亟待形成清晰的研究脉络和突出的研究重点,学术界当给予更多的关注和投入,以期产生更多有影响力的研究成果。

　　然而由于年代久远、社会动荡，时至今日，近代中医药期刊多已零散难觅，流传保存情况堪忧，大型图书馆鲜有收藏，即使幸存几种，也多成孤帙残卷，加之纸张酥脆老化，查阅极为不便。由上海中医药大学终身教授段逸山先生主编的《中国近代中医药期刊汇编》(后简称《汇编》)，选编清末至1949年出版的重要中医药期刊47种影印出版，是对近代中医药期刊的抢救性保护，也是近年来中医药文献整理的大型文化工程。《汇编》将质量和价值较高的近代中医期刊，予以扫描整理并撰写提要，客观展示了近代中医界的真实面貌，是研究近代中医学术的重要文献，为中医文献和中医临床工作者全面了解、研究近代中医药期刊文献提供了重要资料和路径。

　　上海市中医文献馆多年来始终致力于海派中医研究和中医药医史文献研究，通过对《汇编》分类整理，从中挑选出具有较高学术价值的内容，加以注释评述，编撰成"民国医家临证论丛"系列丛书。2021年出版伤寒、针灸、月经病三种，2024年整理出版金匮、产后病、妊娠病、妇科医案、疮疾、本草、温病时疫、眼科，重点围绕理论创新、学术争鸣、经典阐述、临证经验、方药探究等主题展开研究，试图比较全面地反映近代中医药学术内涵和特色。

　　段教授认为，对民国期刊的整理研究工作要进一步深入下去，对这些珍贵的文献资料要深入研究，要让它们变成有生命的东西，可以为中医工作者所用，为现代中医药研究发展提供帮助。吾辈当延续近代中医先贤们锐意进取、勇于创新、博学求实、团结合作的精神与风貌，在传承精华和守正创新中行稳致远。希望本套丛书的出版，能为增进人民健康福祉，为建设健康中国做出一份贡献。

编　者

2024 年 6 月

观一个时代的本草,解一个时代的医方(代前言)

————⁂⁂————

一、概说

"本草"一词,据现存文献记载,最早见于《汉书·游侠传》,谓楼护,"诵医经、本草、方术数十万言",后代指中药,或指古代药物学著作。《汉书·艺文志》方技四门"医经、经方、房中、神仙"中,虽未涉及本草,但经方类题解中提及:"本草石之寒温,量疾病之浅深,假药味之滋,因气感之宜,辨五苦六辛,致水火之齐,以通闭解结,反之于平。"《汉书·艺文志》言用草石药物组成方剂治疗疾病,此类凡十一家,如《五藏六府痹十二病方》等,其中就有《汤液经法》一书。从上述两条可以佐证,汉代之经方家乃指依据本草药物知识,探察疾病内在情况,参考节气时感变化,借助药物拥有的寒温气味偏性,调整纠正身体功能偏性,以通闭解结,反而治之,追求身体内在功能逐步趋平的一大医学流派。既然《汤液经法》一书归入《汉书·艺文志》用草石药物组成方剂治疗疾病的十一家之内,故汤液家亦即经方家之类也。

明晰本草知识,择本草寒温之性味,纠身体功能之偏,以疗病者,即经方家也。而非仅泥于张仲景《伤寒》《金匮》之方,断不敢易者。更有甚者,竟以不易一味药,不易一丝一毫分量为荣,使活泼泼之经方成僵化之态,此大失经方之旨。故本草实乃经方之基石,而本草知识则是经方家用以治疗疾病、纠正身体偏性的理论依据。吾师卜嵩京先生尝言,"某一时代的本草著作,是打开某一时代医方知识大门的钥匙",此诚真得经方汤液之旨也。陶弘景在《本草经集注·序录》中说:"惟张仲景一部,最为众方之祖,又悉依本草。"

可见很早以前我国古代著名医家就发现了《神农本草经》与《伤寒杂病论》之间的学术渊源关系，而要理解《伤寒杂病论》经方，则需要熟读《神农本草经》《名医别录》这样与《伤寒杂病论》同时期的本草著作，后世名医缪希雍、邹澍等也持相似的观点。

医学之关键在于实证，经方汤液家不尚虚玄之理，唯求真务实，以本草疗病之实，参合身体疾病之变化，调水火之剂，以治之也。故熟读本草，尤其是从汉至宋历代经典本草著作，明药物之性味功用，实乃我经方汤液家之法门，亦为有志于中医方药治疗疾病者之秘辛。

在存世的中医药著作中，本草类书籍占了相当大的比例，其反映了历朝历代本草学（中药学）发展的面貌，也是我们打开同一时期医方类书籍的钥匙。因此，我们需要简略地了解我国本草学（中药学）不同发展时期的代表性著作，为如何选取更有效的钥匙打下基础。

二、汉魏六朝时期的代表性本草著作

西汉早期名医仓公淳于意从老师公乘阳庆处习得《药论》一书，当为我国有记载的最早本草类专业书，然惜已亡佚。下面我们从《神农本草经》开始略述我国不同时期的本草学代表著作。

《神农本草经》

大约成书于东汉初年的《神农本草经》（简称《本经》），堪称我国现存最早的一部本草学专著，虽然其早期古传世本已失，但《本草经集注》《经史证类备急本草》等书将该书中的内容予以保留，为后人辑复《本经》奠定了基础。《本经》的问世，标志着我国本草学作为一门专业学问已经逐步形成较完善的学术体系。该书将药物分为上、中、下三品，并记载了 365 味药物的名称、性味、主治、功效、生长环境等，部分药物还有产地和别名的记录。这些药物都是经过长期临床实践检验的，大部分疗效真实可信，有 200 多味至今仍是中医临床习用之药。

《名医别录》

《名医别录》（简称《别录》），旧题梁陶弘景撰，记录了魏晋时期名医对

《本经》的增益别附资料,是魏晋名医临床用药经验的汇总,因而得名。其大约成书于东汉末年至两晋时期,并非一人一代之作,原书已佚。据后世考证,《别录》载药730种左右,仍沿用《本经》三品分类法,其每条目一般包括药物的正名、性味、主治、功效、别名、产地、采收等,部分还有用法、用量、剂型、七情畏恶等记录。其中对药物的别名、道地药材产地(包括具体郡县名)、采收时效、加工方式、七情畏恶等方面的记录,大大填补了《本经》相关内容的空白。

《雷公炮炙论》

《雷公炮炙论》是我国中药炮制学现存的第一部专著,也是一部深受道家炼丹术思想影响的本草文献。相传为南北朝刘宋时期雷敩撰,亦有称宋雷敩撰、胡洽重定者。魏晋南北朝时期,服食之风盛行,降低矿石药物毒性,或依赖植物性药物辅料对矿石药物作无害化处理,及促进矿物药物之间发生某种化学变化,提高所谓"轻身延年"效果,是当时道家炼丹术的主体工作。彼时本草学的发展多依附于道士的传承,这从魏晋时期名医葛洪、陶弘景,及之后的隋唐名医孙思邈等都属于道家一脉,可以看出端倪。总之,这一过程大大促进了中药炮制学的发展,也促成了此书的产生。

《本草经集注》

《本草经集注》(简称《集注》),由南北朝时期梁代名医陶弘景编撰。此书是陶氏以《本经》为基础,补入《别录》新增部分内容,加上陶氏本人与其汇集的南北朝时期新增药物学见解注释而成,大约成书于500年。本书首次将药物按自然属性分为六大类,即玉石类、草类、木类、虫兽类、果菜类、米食类,六类之下再分上、中、下三品。这种分类方法深刻影响了后世本草学的发展,是后世本草药物分类法普遍采用的方式与主要依据。

三、隋唐五代时期的代表性本草著作

《新修本草》

《新修本草》(又称《唐本草》)是唐高宗时期,由苏敬主撰,李勣总监,合20余人之力共同编修而成的我国第一部由政府组织编撰颁布的大型综合性本草著作,也被一些学者视为世界上最早的药典。全书共54卷,由《本草正义》《药图》《图经》三部分组成。《药图》与《图经》的编纂是我国本草史上的首创,反映了当时十分重视药物的实际形态,这对药物辨识与鉴定起到非常重要的作用,这是《新修本草》的重要历史贡献。

《食疗本草》

"药食同源"是我国中医药学的一大特色,也是养生保健的重要途径与方法。孟诜,隋唐时期人,是孙思邈的弟子,善于养生,常以药饵为事,享年93岁。据宋《嘉祐本草》引书题解,提及《食疗本草》云:"唐同州刺史孟诜撰,张鼎又补其不足者八十九种,并旧为二百二十七条,皆说食药治病之效。凡三卷。"故一般认为《食疗本草》系孟诜原著,后经张鼎增补。原书已佚。本书最大的特色是关于饮食忌宜与疾病忌食的内容较为详实,广为后世医家所重视。本书内容丰富,切实可行,也常被视为较为全面的营养学、膳食学专著。

《海药本草》

自张骞出使西域后,各种域外植物、动物进入我国,丰富了我国本草学的实物与内容。至唐代我国疆域空前广阔,商贸繁盛,与外部世界交流愈加频繁,各种各样的海外药物纷纷舶来。因此唐代产生了第一部专门记录外来药物的著作《胡本草》,作者郑虔,但除极少数条目有所转录外,此书并未传世。

晚唐五代前蜀时期李珣(字德润),祖籍波斯,生于西蜀,以文学成就著名,为花间派词人。李氏祖上以经营波斯、天竺、南洋之香料为业,故其熟知海药之性,为编撰《海药本草》奠定了很好的基础。此书共6卷,约撰于10世纪初。书中从50余种文献中引述有关海药(海外及南方药)资料,记述药物形态、真伪优劣、性味主治、附方服法、制药方法、禁忌畏恶等,涉及40余处产地名称,以岭南及海外地名居多。今存佚文中含药124种,其中16种系新增。此书为我国现存第一部海药专著,别具一格。原书已佚,《证类本草》保存其佚文最多。

四、宋金元时期的代表性本草著作

(一) 宋代本草

宋代本草分为官修本草与民间本草两大体系。官修本草主要有《开宝本草》《嘉祐本草》和《本草图经》，其中《嘉祐本草》是对《开宝本草》的补充，不单一讲述，但其保留了大量古代本草的内容，为辑复众多古本草提供了宝贵的资料，其文献学价值是非常高的。

1. 宋代官修本草

《开宝本草》

本书是由北宋政府组织医官、翰林院学士集体修撰而成。初成于开宝六年(973)，故名《开宝本草》。《开宝本草》是以唐《新修本草》为基础，参照唐五代以来，诸如陈藏器的《本草拾遗》等新增本草学知识，加以修改与增补而成的。此书最显著的特色是首次采用白(阴文)、黑(阳文)来表示旧抄本朱、墨二色所代表的内容，即白字为《本经》文，黑字为《别录》文。

《本草图经》

由于晚唐五代战乱纷繁等历史原因，唐代《新修本草》的《药图》与《图经》到宋代大多已丧失殆尽。北宋真宗赵桓年间掌禹锡奏请编撰《本草图经》，并由苏颂领衔编撰。嘉祐六年(1061)成书，次年刻本刊行，《图经》20卷，目录1卷。该书先图后文，药图大多形态逼真，清晰可辨，文字考释详尽，表述准确。

2. 宋代民间本草　宋代民间本草，最具代表性的著作当数具有重大历史意义的《经史证类备急本草》与《本草衍义》。

《经史证类备急本草》

《经史证类备急本草》(简称《证类本草》)，31卷。北宋唐慎微约撰于绍圣五年至大观二年(1098—1108)。本书以《嘉祐本草》《本草图经》两书为基础，予以扩充，兼采诸家之说，并参考文史古籍编撰而成。共载药1 746种。药物分类大体沿袭《新修本草》旧例，仅将禽兽部细分为人、兽、禽三部。各药先出《本草图经》药图，次载《嘉祐本草》正文及《本草图经》解说文字，末附唐慎微续添药物资料。本书的重大历史意义在汇集了前人有关药物资料，参引经史百家典籍 240 余种。其所摘陈藏器《本草拾遗》、雷敩《雷公炮炙论》、孟诜《食疗本草》、李珣《海药本草》等古本草条文尤多，弥足珍贵。又辑众多医方，各注出处，为宋代本草集大成之作。其资料之富、内容之广、体例之严，对后世本草发展影响深远，《本草纲目》即以此书为蓝本。后世辑佚古本草，率多取材于此。

《本草衍义》

《本草衍义》（原名《本草广义》），北宋寇宗奭撰，刊于宋政和六年（1116）。为药论性本草，共 20 卷。卷一至卷三为序例，论述本草起源、五味五气、摄养之道、治病八要、药物剂量、炮炙诸法、州土所宜、蓄药用药之法，以及单味药运用的若干典型医案等。卷四至卷二十为 502 种药物的各论（《嘉祐本草》467 种和附录 35 种），参考有关文献及寇氏自己的辨药、用药经验，作进一步辨析与讨论。其内容涉及各种药物的名义、产地、形色、性状、采收、真伪鉴别、炮制、制剂、药性、功能、主治、禁忌等以及用药方法等方面，并结合具体病例阐明作者本人的观点，纠正前人的一些错误。此书最大特色为附有医案并记录了寇氏自己的用药经验，这一书写风格被后世李时珍《本草纲目》继承并发扬光大。

（二）金元时期的本草著作

《汤液本草》

《汤液本草》作者为元代王好古，字进之，号海藏老人。该书共 3 卷，包括两部分，第一部分相当于总论，首列"五脏苦欲补泻药味""脏腑泻火药"，次引"东垣先生药类法象"和"东垣先生用药心法"，其后为"海藏老人汤液本草"，引据《黄帝内经》理论，补充并全面阐述张元素、李杲的学术思想，论述"五宜""五伤""五走""服药可慎""论药所生""论天地生物有厚薄堪用不堪用""气味生成流布""七方""十剂"等篇。第二部分为药物各论，分为草、木、果、菜、米谷、玉石、禽、兽、虫 9 部，收药 242 种。每药分别叙述气味、阴阳、良毒、归经、功效、主治、用法、畏恶、炮制等，其所引述取自《黄帝内经》《难经》《神农本草经》《伤寒杂病论》《药性论》，以及陶弘景、葛洪、雷敩、孙思邈、朱肱、成无己等40余家药论,其中采辑张元素、李杲的论述为最多。记"象云"者,出自《药类法象》;"心云"者,出《用药心法》;"珍云"者,出《珍珠囊》;"液云""海藏云"为好古发挥己见。本书虽然收药不多,但综合了金元药理学说的主要成就,以实用为主旨,对研究金元医学和本草学史很有参考价值。

《饮膳正要》

《饮膳正要》为元忽思慧所撰营养学、食疗学专著,成书于元天历三年(1330),全书共3卷。卷一讲的是诸般禁忌、聚珍品馔。卷二讲的是诸般汤煎、食疗诸病及食物相反中毒等。卷三讲的是米谷品、兽品、禽品、鱼品、果菜品和料物等。该书记载药膳方和食疗方非常丰富,特别注重阐述各种饮馔的性味与滋补作用,并有妊娠食忌、乳母食忌、饮酒避忌等内容。它从健康人的实际饮食需要出发,以正常人膳食标准立论,制定了一套饮食卫生法则。书中还具体阐发了饮食卫生、营养疗法,乃至食物中毒的防治等。附录版画20余幅,文图并茂,为我国现存第一部完整的饮食卫生和食疗专书,也是一部颇有价值的古代食谱。由于作者忽思慧为蒙古族人,所以其记载的饮食忌宜等多与少数民族有关,充分体现了北方少数民族以乳食、牛羊肉等饮食为主的特色。

五、明清时期的代表性本草著作

《滇南本草》

《滇南本草》,明代早期的中药学著作,云南嵩明人兰茂所著。《滇南本草》是中国现存古代地方性本草书籍中较为完整的作品。《滇南本草》是一部记述西南高原地区药物,包括民族药物在内的珍贵著作,全书共3卷流传于世,载药458种,这也是我国第一部地方本草专著。作者兰茂在研究云南本草的过程中仔细分辨药物的性质、气味、味道,还认真地考察了各种草本生长的环境、生长条件,然后绘为图形,详加叙述。《滇南本草》中不仅记载了云南草木蔬菜中可作药者,以及许多少数民族医药与汉族医药相互结合的实例,还记述了若干药材疗效的经验及民间的秘方等。

《救荒本草》

《救荒本草》，明初朱橚撰。朱橚（1361—1425），是明太祖朱元璋第五子，封周王，死后谥定，所以《明史·艺文志》对这部书题"周定王撰"。永乐四年（1406）刊刻于开封，是一部专讲地方性植物并结合野菜食用方面、以救荒为主的植物志。全书分上、下两卷，记载植物 414 种，每种都配有精美的木刻插图。其中出自历代本草的有 138 种，新增 276 种。从分类上分为：草类 245 种、木类 80 种、米谷类 20 种、果类 23 种、菜类 46 种，按部编目。同时又按可食部位在各部之下进一步分为叶可食、根可食、实可食等。作者对采集的许多植物不但绘了图，而且描述了形态、生长环境，以及加工处理、烹调方法等。

《本草纲目》

《本草纲目》，明代李时珍（字东璧）撰于嘉靖三十一年（1552）至万历六年（1578），稿凡三易，共 52 卷。

全书首列总目、凡例、附图。卷一、卷二为序例，主要介绍历代诸家本草及中药基本理论等内容。首先列举《神农本草经》《名医别录》《雷公炮炙论》《新修本草》等 41 种本草著作，并加简要评介，基本反映出明代以前本草学发展概况；另又附列引用医书 277 种，经史百家书籍 440 种，共计 717 种。通过引述前人专论如《神农本草经》名例、陶隐居《名医别录》合药分剂法则、采药分六气岁物、七方、十剂、气味阴阳、五味宜忌、五味偏胜、标本阴阳、升降浮沉……脏腑虚实标本用药式、引经报使、药名同异、相须相使相畏相恶诸药、相反诸药、服药食忌、妊娠禁忌、饮食禁忌、李东垣随证用药凡例、张子和汗吐下三法、陈藏器诸虚用药凡例等，使中药理论获得系统整理。总目原称载药 1 892 种，经实核为 1 897 种。各论均以"部"为纲，以"类"为目分类，分为水、火、土、金石、草、谷、菜、果、木、服器、虫、鳞、介、禽、兽、人 16 部，每部之前均有简要论述。各部之下再分若干类，如草部分为山草、芳草、隰草、毒草、蔓草、水草、石草、苔类、杂草 11 类，凡 60 类。每药均标注首载文献出处，若有归类变更或并入某药者，则以校正说明；下设释名、集解、辨题或正误、修治、气味、主治、发明、附方等栏目解说。"释名"下列举别名，并释命名意义;"集解"介绍产地、品种、形态、采收等;"辨疑正误"对历代本草有疑误者予以辨正;"修治"阐述炮制方法;"气味"阐述药物性味及有毒无毒;"主治"包括功效;"发明"侧重阐述药性理论、用药要点及李氏学术见解;"附方"广录以该药为主的主治各科病证的有效方剂。

本书是在唐慎微《经史证类备急本草》基础上,进行大量整理、补充,并加载记述李氏发明与学术见解。该书为集中国16世纪前中药学之大成者,具有重大的历史意义。

《神农本草经疏》

《神农本草经疏》30卷,明末缪希雍撰,又名《本草经疏》。缪氏医术精湛,对本草研究尤为精深。他以《神农本草经》为经,以《名医别录》为纬,历三十余载,撰成此书。此书目录编次悉依宋代《大观证类本草》,部分混杂者,为之补正。刊于天启五年(1625)。其取名缪氏曾称:"《本草》出自神农,譬之五经,增补《别录》,譬诸注疏,故名。"此书为缪氏对《神农本草经》的注释与阐发,以及其一生药学经验之总结。缪氏在此书中对中药的作用,相互间作用的差异,每味药物的作用机制,以及其应用禁忌,一一加以说明,并结合临床实际,提出用药原则及药物的具体运用。

《本草备要》

《本草备要》是康熙三十三年(1694)明末清初安徽休宁人汪昂创作的古代中医药学著作,共8卷。本书为识字之人皆可看懂的本草普及读本,亦可视为临床药物手册,后逐步成为有清一代学者医学入门书,与汪昂另一部方剂著作《医方集解》在编撰理念上是一致的。该书主要取材于《本草纲目》和《神农本草经疏》,而立足于临床常见病对本草学知识所需的"备"与"要"两个特色。其"自序"曰:"以云备则备矣,以云要则又要矣。通敏之士,由此而究图焉,医学之精微,可以思过半矣。乃题曰《本草备要》,用以就正于宗工焉。"该书卷首为药性总义,统论药物性味、归经及炮制大要,卷一草部药191种,卷二木部药83种,卷三果部药31种,卷四谷菜部药40种,卷五金石水木部药58种,卷六禽兽部药25种,卷七鳞介鱼虫部药41种,卷八人部药9种,共计478种。每药先辨其气、味、形、色,次述所入经络、功用、主治,并根据药物所属之"十剂",分记于该药之首,堪称后世中医之案头书。

《本草纲目拾遗》

《本草纲目拾遗》,清代中药学著作。清人赵学敏编著于清乾隆三十年(1765)。该书是在《本草纲目》刊行100余年之后编著的,其目的是拾《本草纲目》之遗,全书共10卷,载药921种,其中《本草纲目》未收载的有716种,绝大部分是民间药,如冬虫夏草、鸦胆子、太子参等,还有一些外来药品,如金鸡纳(喹啉)、日精油、香草、臭草等。本书除拾《本草纲目》之遗以外,并对《本草纲目》所载药物备而不详的,加以补充,错误处给予订正。

《本经疏证》

《本经疏证》,清代本草著作,26卷。清邹澍(字润安)撰。约成书于道光十二年至二十年(1832—1840)。作者"取《本经》《别录》为经,《伤寒论》《金匮要略》《千金方》《外台秘要》为纬",交互参证,阐释药性理论。全书又分《本经疏证》《本经续疏》《本经序疏要》三部分。其中《本经疏证》12卷,收药173味,分上、中、下三品,以张仲景之医理方药,疏证《本经》药物;《本经续疏》6卷,收药142味,取后世常用药,亦分上、中、下三品,予以阐解。此两部分"例则笺疏之例,体则辨论之体",以辨析药性理论及介绍临床用药为主旨。《本经序疏要》8卷,采用《证类本草》序例及"诸病通用药"体例,以病为纲,将药物予以归类,颇类于临床用药手册。三书总以《本经疏证》为名。搜集资料较富,广参汉唐医方及明清诸家(如卢子繇、刘若金等)有关论述,作者将《本经》等书所载药性功治与古方实际运用相结合,剖析入微,颇具特色。书中亦多邹氏个人治验。此书深受清代经学之影响,是注疏类本草著作的代表性作品。邹澍出桐城派吴德旋门下,治学深受其影响,强调通过理解经典古籍的要旨义理而阐释微言大义。

其他如明末清初倪朱谟的《本草汇言》、清代张志聪的《本草崇原》、张璐的《本经逢原》、吴仪洛的《本草从新》、黄宫绣的《本草求真》等众多本草书籍都有各自的特色,就不一一论述了。

六、述评

宋明理学兴起后,儒生出于治古籍经典的学术需要、奉亲养老的孝道需要和自己个人卫生的保健需要,以及一些落第学子无法出仕,只能以医作为谋生手段的生存需要,导致更多儒生介入中医药领域,改变了宋以前以道家方士为主要载体传承中医药知识、影响中医药学术面貌发展的状况。自宋金元时期起,由于在四气五味后无法基于物质层面对本草的疗效做出进一步的合理化解释,金元时期名医张元素、李杲、王好古等儒医根据"五行制化,阴阳升降"等儒家学说,逐步融入了引经报使、升降浮沉等更多法象药理内容,作为解释药物产生药理功效的工具。此后本草学逐步脱离了原有的学术框架,一改之前以性味、产地、生长环境、主治功效等相对确切记录为主的风格,而更多奢谈玄理。《汤液本草》就是这样一本汇集了易水学派对于本草法象药理学认知的书籍。《汤液本草》一书所含的"东垣先生药类法象"和"东垣先生用药心法"是这类法象药理学的核心内容,其中不乏大量并不基于临床实践的虚玄之理。文中多凭空臆测之语,如"蝉吸风用以治风,虻饮血用以治血,鼠善穿以消腹满,獭善水以除水胀",又如"萍不沉水,可以胜酒;独活不摇于风,可以治风;鸬鹚制鱼,以之下梗;鹰制狐,以之祛魅"。再比如"用药根梢身例",根据药物的药用部位,确定其作用的解释方法。有云:"凡根之在土者,中半以上,气脉之上行也,以生苗者为根,中半以下,气脉之下行也,入土以为梢。病在中焦与上焦者,用根,在下焦者,用梢。根升而梢降。大凡药根有上中下:人身半以上,天之阳也,用头;在中焦,用身;在身半以下,地之阴也,用梢。述类象形者也。"此类之语不一而足。此类以法象药理为解释枢纽的观念转变,导致了本草学逐步脱离了基于药物临床实践记载实证的汉唐传统风格,重构了明清时期医家及本草学的思维方式。比较典型的是明末清初倪朱谟的《本草汇言》一书也喜论气味阴阳、升降浮沉、五运六淫等药性理论知识。这种没有临床客观事实为依据的虚玄理论假说,导致了明清一些相关本草知识离医药以实证为本的学术核心越发遥远。这种糅杂了宗教神学与法象比类的思维方式大大限制了明清许多本草学图书的临床可读性与实践性,降低了学习者的临床可重复性及知识本身的真实可信度。

作为后辈学人如何客观理性地阅读历代本草著作,通过观看一个时代的本草书籍,打开理解一个时代医药方书乃至各类专著的大门,实在是一条任重而道远的艰辛之路。任何脱离了临床实践的凭空臆说、虚玄幻象,均无法有真实可重复的疗效作保证,而那些经过长期实践检验有效的本草学知识,才是我们历代中医药学人可以依赖的临床利器。所以面对浩如烟海的中医药学本草知识,如何有选择性地进行阅读是我们后辈学人需要掌握的技巧,而某一时代的本草学著作则是我们打开某一时代中医药学大门的钥匙。

《本草选旨》乃民国时期署名"云间医士间丘(立)煜、间丘(立)炳手授,间丘(立)升恭辑,王家声(雪楼)投",连续发表于《中医杂志》,从 1924 年 6 月第 11 期至 1928 年 6 月第 27 期,前后共计 17 期,载药 172 种,所述近十万字之作。本书自 1928 年 6 月后虽未见于《中医杂志》及其他各类民国期刊之连载,但仅就目前掌握的内容已经可以单独成册。编撰者从自己对本草理解的角度,选取了以《本经》《别录》为主旨的历代本草资料对每味中药进行讲解,且结合临床体会,遴选历代方书中相关药物组成方剂功效做进一步阐述,故虽非全秩,亦可一观矣。原文在期刊连载中本无具体目次,本书编校后依原书所选本草药物名称排序,保持原貌,不另外分设药物大类与小目。文中对所涉及的常见通假字一般直接以正字替换,此外一些明显的刊印之误,比如"目睛"印刷成"目晴",都予以径改不再出注。书中所涉及的虎骨等药物,根据国发〔1993〕39 号,卫药发〔1993〕59 号文,属于禁用之列,书中所述仅作文献参考。结合笔者之前的论述,我们可以通过阅读此书,探察民国时期部分医家对本草学及医方临床的认知,进一步了解民国时期的中医药面貌。

编　者

2023 年 9 月

目　录

人　参

　　人参，古字作薓，取浸渐长成之义，根如人形，故谓之人薓。后世易之以参，从简便耳，然承误日久，已不可变。其草背阳向阴，得地之精灵。种出上党者佳，纤长有须，色黄，状如防风，多润实而甘，他如百济之坚小圆白，高丽之虚软形大，新罗之亚黄味薄，并不及上党。凡用以肢体肖人形者神，类鸡腿者力洪。伪者以沙参、荠苨①、桔梗造作乱之，然沙参体虚无心而味淡，荠苨体虚无心，桔梗体虚有心而味苦，独人参体实有心而味甘，微带苦，自有余味，俗名金井玉栏也。又有薄夫以参先浸取汁自啜，晒干复售谓之汤参，全不任用，不可不察。修治：和细辛入罐，久不蛀。

　　人参，味甘微苦，气温微寒，气味轻扬，阳中微阴，无毒。茯苓、马兰为使，反藜芦，畏五灵脂，恶溲疏②、卤咸③，又恶皂荚、黑豆、紫石英。得土中清阳之气，禀春升少阳之令而生。其所主治，如《本经》谓其能补五脏，安精神，定魂魄，止惊悸，除邪气，明目，开心益智，久服轻身延年。盖得而论之，夫脏虽有五，以言乎生气之流通则一也。参能益真气，则五脏皆补矣。安精神、定魂魄者，以肾藏精，心藏神，肝藏魂，肺藏魄，肾藏精与志，脾藏意与智。心肾虚，则精神不安；肝肺虚，则魂魄不定。惊悸者，心脾二经之病也，心脾虚则惊悸，心脾之气强则心窍通利，能思而智益深矣。邪气之所以久留不去者，真气虚而不能敌也，得补而真元充实，则邪自不容矣。清阳之气下陷，则耳目不聪明，兼之目得血而能视，阳生则阴长，故又明目。久服轻身延年者，纯阳则冲举，气结则身轻，五脏皆实，则延年可知。《别录》又云：疗肠胃结

---

　　① 荠苨：药用部位为桔梗科多年生草本植物荠苨的根。味甘，性寒。润燥化痰，清热解毒。主治肺燥咳嗽，咽喉肿痛，消渴，疔痈疮毒等。因其形类胡萝卜状，与人参有几分相似，故有不法之徒用之以冒充人参。

　　② 溲疏：始载于《神农本草经》，为虎耳草科植物溲疏的果实。味辛，寒，《神农本草经》："主身皮肤中热，除邪气，止遗溺，可作浴汤。"《名医别录》："通利水道，除胃中热，下气。"

　　③ 卤咸：即卤盐。参见明李时珍《本草纲目·金石母·卤咸》。亦名卤盐、寒石、石碱。从碱地掘取，用作硝皮。苦，寒，无毒。主治风热赤眼，虚肿涩痛，牙齿腐烂。

冷,心腹鼓痛,胸胁逆满,霍乱吐逆,调中,止消渴,通血脉,破坚积,令人不忘。盖由真气内虚,故肠胃中冷,气旺阳回,则不冷矣。心脾虚则心腹鼓痛,二脏得补则其痛自止。气不归元,则胸胁逆满,补则气实而归元矣。脾胃俱虚,则物停滞而邪客之,故霍乱吐逆,补助脾胃之元气,则二症自除。脾治中焦,脾得补,则中自调矣。津液不足则消渴,气回则津液生。血不自行,得气而行,气壮而血脉通。真气不足,则不能健行而磨物,日积月累,遂成坚积,迨真阳之气回,则脾强而善于消化,何坚积之不破也。心脾二脏之真气满,则能虑而不忘矣。是皆敦本之说也,吾尝究心于此,而审其病之所宜,如虚羸怯怯,劳役饥饱所伤,努力失血,以致阳气短乏,陷入阴分,发热倦怠,四肢无力;或中热伤暑,暑伤气,无气以动;或呕吐泄泻,霍乱转筋,胃弱不能食,脾虚不磨食;或真阳衰少,肾气乏绝,阳道不举,完谷不化,下利清水,中风失音,产后气喘,小儿慢惊,吐泻不止,痘后气虚,溃疡长肉等症,投之靡不立效者,盖诚见其能补五脏真阳之气也。然又不可峻补之剂视之,洁古云:补上焦元气,而泻脾肺胃中火邪,升麻为引;补下焦元气,而泻肾中火邪,茯苓为使。东垣曰:人参、黄芪、甘草三味,退虚火圣药也。丹溪治外感挟内伤症,但气虚热甚者,必与黄芪同用托住正气,仍恐性缓难达,少加附子,资其健旺之性,以助成功。则知人参既补元气,元气旺则火邪自退。火与元气,一邪一正,势不两立。所以嘉谟①有云:人参虚寒可补,虚热亦可补,气虚可补,血虚亦可补。白飞霞②云:人参炼膏,能回元气于何有之乡。此二人者,诚得其理解而云然,虽阴虚火动,劳嗽吐血,病久元气虚甚者,但恐不能抵当其补,非谓不可补也。彼王氏所谓参能补火,肺受火邪者切宜忌之,盖但知以补火为忌,而不知甘温能除大热。误者皆不辨其虚实尔,若其说可信,则洁古、东垣谓参能退火,丹溪谓虚火可补,龙火反治之说,何以称焉?!张仲景治亡血脉虚,非不知动火也,用此而补,谓气虚血弱,补气则血自生。阴生于

---

① 嘉谟:即明代陈嘉谟,本段文字出自其所著的《本草蒙筌》一书。
② 白飞霞:即明代泸州名医韩懋,字天爵,号飞霞子、飞霞道人,因曾自名白自虚,世人又称白飞霞。正德年间,明武宗赐号抱一守正真人,其出身官宦之家,因生来孱弱,父母多病,科举失利,遂学医。后学道,师从华恒岈、王山人、武夷仙翁黄鹤老人,又得峨眉高人陈斗南秘术。医术精湛,游走半天下。嘉靖元年(1522)撰成《韩氏医通》二卷传世。

阳,甘能生血也。葛可久治痨瘵大吐血后,亦非不知由火载血上也,用此一味煎汤,而命名曰独参汤,谓血脱者必先益其气也。丹溪治劳嗽火盛之邪,制琼玉膏以为君,服后肺火反除,嗽病渐愈者,又非虚火可补,龙火反治之验欤!所以医之用补者,凡见人身有虚火,无分上、中、下三焦之殊,但证有见于外,必非寒凉助水之药可制,务资此甘温之剂,以补足元阳,则虚火自退。譬犹太阳一照,龙雷之火,自然消弥。补中有泻,泻中有补,《经》所谓此甘温除大热是也。但临症之际,症有虚实,如面之黄白与青,不足在脾肺肾为虚,或赤或黑。气壮神强为实;火之脉浮大而虚,沉迟而弱为虚;弦长紧实、滑数有力为实。喘之肾虚气促为虚,痰实气壅为实。咳之自汗恶寒为虚,寒束热邪壅在肺为实。汗之火旺气短,自汗宜补为虚;郁热在内,汗出宜发为实。痛之久病胃弱,痛而喜按为虚;暴病气实,邪气方锐,痛不可按为实。用药之时,药有佐使,如佐以麦门冬则生脉,佐以干姜则补气,佐以黄芪则固实元气,佐以白术则和中健脾,佐以甘草、黄芪乃甘温除大热,泻阴火,补元阳,又为疮家圣药。苟善用者,果能辨其虚实,而调以佐使焉,而犹以肺热伤肺之说,多所逡巡①拟议,夫有所不必矣。他如东垣理脾胃,泻阴火,制交泰丸,用人参、皂荚是恶而不恶也;疗月闭四物汤,加人参、五灵脂,是畏而不畏也;痰在胸膈,以人参、藜芦同用,以取涌越,是激其怒性也。此又变通之义,惟达权者知之。

黄　　耆

　　耆者,长也,为补药之长,故名,今俗通作芪。据弘景云:第一出陇西,色黄白,甘而温补,出白水者冷补,赤色可作膏贴,用消痈肿。又云出绵上为良,折皮柔软如绵。然种有异品,品无异用,惟木芪力弱缺岁倍用而已。今人多以苜蓿根假作黄芪,折皮亦似绵,颇能乱真。苜蓿根坚而脆,味苦能令

---

　　① 逡巡:犹豫,迟疑,徘徊不定。

人瘦。黄芪柔韧，皮褐色，肉白，味甘，易致人肥，用法以蜜水涂炙，可入滋补。若痈疽托里，则生用可也。

　　黄耆味甘，气微温，气薄味厚，可升可降，阴中之阳，无毒。茯苓为使，恶龟甲、白鲜皮。禀天之阳气，地之冲气以生，入手足太阴气分，又入手少阳、足少阴右肾。好古曰：黄芪治气虚盗汗，并自汗及肤痛，是皮毛之药。治咯血，柔脾胃，是中州之药。治伤寒尺脉不至，补肾藏元气，是里药，乃上、中、下、内、外三焦之药也。尝玩《本经》主治痈疽久败疮，排脓止痛，大风癫疾，五痔，鼠瘘，补虚，小儿百病者。甘乃土之正味，故能解毒，阳能达表，故能运毒走表。甘能益血，脾主肌肉，故主久败疮排脓止痛。风为阳邪，凡贼风虚邪之中人也，则病厉风，《经》曰：邪之所凑，其气必虚。性能实表，则能逐邪祛风，故大风癫疾，五痔，鼠瘘，补虚，兼主小儿天行痘疮之在阳分，表虚气不足，小儿胎毒生疮疖者。《别录》又主妇人子脏风邪气，行五脏恶血者，血不自行，随气而行，参合血药，则能之矣。又曰：补丈夫虚损，五劳羸瘦，通指因劳伤阳气乏绝所生病也。甘温益元气，甘温除大热，故通主之。气旺则津液生，故止渴。血虚则腹痛，中焦不治亦腹痛，脾胃之气不足，则邪客之而泄痢，补中气，则诸症自除矣。益气利阴气者，阳生则阴长也。元素读此而概之曰：其用有五：一曰补诸虚不足，二曰益元气，三曰壮脾胃，四曰去肌热，五曰排脓止痛，亦融会而得之耳。所以今人于自汗盗汗，腠理虚者，必取芪以实之。溃脓溃血，腠理弱者，必取芪以托之。痼冷沉寒，元虚不足者，虽用姜、桂之属，而必取参、芪之剂，以温经而补阳。阴虚不足，阳邪下陷于阴经者，虽用升提之类，而必兼取芪以实其腠理，方不自上而复下也。使善治者，果知其气有不足而与之，使正气复，而邪气散，亦何至反助其邪，而有喘咳气急之患哉！故尝自揣用补之法，如平补而用参、芪者当兼苦寒，使气不能以自盛，致生胸闷之症。大补而用参、芪者当兼消导，使补不至于太速，而生气急之患。邪盛而用参、芪者，当先治其邪，而少加补剂，使邪不能以胜正。气虚而用参、芪者，当先调其气，而大加补剂，使气亦得以受补也。如是，可谓得用补之道矣。然嘉谟有言：人参补中，黄芪实表，故内伤脾胃，发热恶寒，吐泻怠卧，胀满痞塞，神短脉微者，当以人参为君，黄芪为臣。若表自汗，亡阳溃疡,痘疹阴疮者,当以黄芪为君,人参为臣。则参、芪虽皆补气,而用之之妙,又不同如此。

当　归

为女人调血要药,服之能令气血各有归,故名。有大小二种,大者名马尾当归,多肉少枝,气香肥润,为最胜;小者名蚕头当归,质黑气薄,坚枯不堪入药,须慎择之。凡使去芦头,以酒浸一宿入药,能上行表行。若体肥之人,痰盛之症,当用姜汁焙之。一说川归力刚可攻,秦归力柔堪补。

当归,味甘辛,气温,可升可降,阳中微阴,无毒,恶䓖茹、湿面,畏菖蒲、海藻、牡蒙①、生姜,制雄黄。禀土之甘和,天之温气以生,甘以缓之,辛以润之,温以通之畅之。入手少阴、足太阴、厥阴经血分,其入手少阴者,以心生血也;入足太阴者,以脾裹血也;入足厥阴者,以肝藏血也。头能止血而上行,身能养血而中守,梢能破血而下流,全用一止一破,活血而不走。《本经》主咳逆上气者,当归虽专主血,然味兼辛散,为血中气药,故有阴虚阳无所附而咳逆上气者,用血药补阴,血和则气降矣。又曰:温疟寒热洗洗在皮肤中者,邪在厥阴也,行血则厥阴之邪自解,故寒热洗洗随愈也。妇人以血为主,漏下绝子,血枯故也。诸恶疮疡,其已溃者,温补内塞,则痛定而生肌肉也。金疮以活血补血为要,破伤风亦然,故并煮饮之。《别录》又主温中止痛者,内虚则中寒,甘温益血,故能温中。血凝则痛,活血则痛自止。其曰除客血者,血溢出膜外,或在肠胃中曰客血,得温则辛,则客血自散,内塞者甘温益血之效也。主中风痉痓,即角弓反张也,汗不出者,风邪乘虚客血分也,得甘辛,则血行而和,故痓自柔而汗自出也。痹者血分为邪所客,故拘挛而痛,风、寒、湿三者合而痹,血行则邪不能客,故痹自除也。中恶者内虚故猝中于邪也,又主客气虚冷,夫客气为外来之寒气,温中则寒气自散,内虚血不荣于

---

① 牡蒙:即紫参。《神农本草经》载:"紫参,一名牡蒙。"

肉分故冷。其补五脏生肌肉者,脏皆属阴,阴者血也,阴气足,则荣血旺而肌肉长也。张仲景治手足厥寒脉细欲绝者,盖脉者,血之府,诸血皆属心,凡通脉者,必先补心益血,故治之也。酒蒸治头痛,诸痛属火,故以血药主之。总而言之,盖为血药必需之要剂尔,所以吐血、衄血、溺血、便血,或经漏失血,或产崩损血,皆血亏也,必用归头以补之。阴虚不足,精神困倦,或惊悸怔忡,健忘,恍惚,皆血少也,必用归身以养之。疮疡目痛,痈疽肿毒,或跌仆损伤,经闭淋沥,皆血聚也,必用归须以破之。而犹为神验者,妊妇产后,恶血上冲,仓卒取效,气血昏乱者,服之即定,能使气血各有所归,故归之名以此立,而归之用亦以此神。但佐使治病,其中尚有变通,而不拘者。予尝与人参、黄芪同用,以取补气而生血;与牵牛、大黄同用,以取行气而破血;同芍药以敛血;同川芎以治头痛;同白术以生血;配生地、芩、连以取其凉;配稄①、术、姜、桂以取其破;配地榆、乌梅以取其止;配蒲黄、山栀以取其清,无不立验,斯真不易之良法也。若夫气郁之症,恐其滞气;风寒之症,恐其滞邪;泄泻之症,恐其太滑;及一切脾胃病,恶食不思食,及食不消法并禁忌用者须知。

芎 䓖

即川芎,名义未详,或云专治头脑,有穹窿高天之象故名。出蜀中者为川芎,出关中者为西芎,出江南者为抚芎。凡用必以川中大块裹色白不油,嚼之微辛甘者佳。

川芎性温,味辛苦微甘,气厚味薄,浮而升,阳也,无毒。恶黄芪、山茱、狼毒,畏硝石、滑石、黄连,伏雄黄,反藜芦,使白芷。禀天之温气,地之辛味,辛甘发散为阳,阳主上升,辛温主散。入手少阳,《本经》又入手足厥阴气分,为血中气药。扁鹊言酸,以其入肝也。《本经》主中入脑头痛,寒痹筋挛缓

---

① 稄:音 xùn,字义为草;音 zè,禾苗茂密的样子。此字在此处与前后文不相干,未知何意,编校者疑为"莪术"之误,但原文原字清晰可辨,且确有"稄"字,故未改。

急，金疮，妇人血闭无子。《别录》除脑中冷动，面上游风去来，目泪出，多涕唾，忽忽如醉，诸寒冷气心腹坚痛，中恶卒急肿痛，胁风痛，温中内寒诸痛，皆病在血分。止以其性走窜，而绝无阴凝黏滞之质，故尝入血药上行，非独治血有功，而治气亦无不神效也。所以本经头痛，血虚头痛，非此莫疗；肝经诸风，头面游风，非此莫治；一切宿血、新血、鼻血、吐血、溺血、妇人经血，非此莫养莫破；一切痰气，疝气，心腹郁气，诸般积气，及中恶卒痛气块，非此莫开莫达；外科痈痒疮疡，痈疽寒热，非此莫和；眼科目痛赤肿，睛散荣热，非此莫退。然未尝单行独使也，同牡蛎治头风吐逆，同细辛为金疮止痛，得地黄酒煎禁崩漏不止，得陈艾汤调末验孕妇动静。佐以升麻则升提气血，使以白芷则上行头面。用以养心血而通瘀血，必同当归；用以散初起之风寒，必同紫苏；用以治诸疮排脓托里，必同黄芪；用以养心定志，而开达心气，必同茯苓；用以温中快气，而又通行肝脾，必同白术。又不可久服，性主辛散，若令真气走泄，直有暴亡之患，故昔人治虚怯劳伤，于四物汤内，每减川芎亦鉴比辙耳。他如咳嗽痰喘不用，恐提气上行也；热极剧火盛不用，恐助气上腾也；中满肿胀不用，恐引气上升也，可不慎欤！小者名抚芎，专主开郁，为能升提中气也，气升则郁自降，所谓直达三焦，通阴阳气血之使，却风眩，止泻痢，与有功焉。西芎疗头疼。

甘　草

味甘甜，名甘草。产陕西、河东，有数种，以坚实断理者为佳，其轻虚纵理及细韧者不堪入药，惟货汤家而已。凡用须去头尾尖处，因头尾能吐人，补中宜炙，泻火宜生。

甘草味甘，气平，生寒炙温，可升可降，阴中阳也，无毒，白术、苦参、干漆为使，恶远志，反大戟、芫花、甘遂、海藻，忌猪肉。禀土中冲和之阳气以生，入太阴、厥阴、少阴足经，又曰通入手足十二经。《本经》主治五脏六腑寒热邪气，坚筋骨者，以其得土中冲阳之气，味甘平性和缓，能解一切毒气，安和脏腑之故也。五脏之寒热邪气既解，则脏气和而真气生，气日以盛，故筋骨坚。又曰长肌肉，倍气力者，甘能益脾，脾主肌肉，兼治四肢，脾强则四肢生力矣。且伤则热，热而后膘[①]，甘温益血，而除熟烦，热解则膘自散，故又主金疮膘也。《别录》又主温中下气，烦满短气，伤脏咳嗽止渴，通经脉，利血气者。甘味为土，土位乎中，故温中。甘能缓中散结，故下气。劳伤内乏，阳气不足，故虚而烦满短气，甘温能益血，除大热，助气，故烦满短气并除也。甘平且和和能理伤，故治伤脏。肺苦气上逆嗽乃肺病，甘以缓之，故治咳嗽。血不足则内热，内热则精液衰少而作渴，甘能入脾益血，故止渴。血虚则经脉不通，益血作经脉自通矣，甘能益血而温气分，故利血气。其并言解毒者，凡毒遇土则化，甘草为九土之精，故能治七十二种乳石毒，解一千二百般草木毒，是其功用之广也。而用之之法，则更有倍广者，东垣曰：生用气平，能补脾胃不足，而大泻心火，炙用气温，能补三焦元气，而散表寒除邪热，去咽痛，缓正气，养阴血。凡心火乘脾，腹中急痛，腹皮急缩者，宜焙用之。又其性能缓急，而协和众药，使之不争，故热药用之缓其热，寒药用之缓其寒，寒热相杂者用之，得其平，宰相调和之力，惟甘草有焉，古之号称国老良不诬也。所以考之五味之用，苦泄、辛散、酸收、咸敛、甘上行而发，则甘草当云上发可矣，而《本草》反言下气者，正以味甘主中，有升降浮沉，可上可下，可外可内，有和有缓，有补有泻，居中之道尽于此耳。张仲景理中汤，用甘草恐其上僭也；调胃承气汤，用甘草恐其速下也，皆缓之之意。小柴胡汤，有柴胡、黄芩之寒，人参、半夏之温，而用甘草，有调和之意。建中汤，用甘草以补中而缓急脾也。凤髓丹，用甘草以缓肾急而生元气也，乃甘补之意。又曰：甘者令人中满，中满者勿食甘，甘缓而壅气，非中满所宜也。凡不满而用炙甘草为之补，若中满而用生甘草为之泻。能引诸药直至满所，甘味入脾，归其所喜，此升降沉浮之理也。《经》云：以甘补之，以甘缓之，以甘泻之，悉可征矣。然此特言其用之常耳，而效之最奇者，如馔中药毒，与黑豆煎汤服之立效；悬痈虽破，单味甘草，酒煮下之即散；未食先尝，遇蛊必吐；咽喉有痛，旋

---

① 膘：足肿病。

咽能除,此百试而百验者也。与夫同桔梗治肺痿脓血,同生姜止下痢赤白,加黄连拭小儿初生口毒。至于藻、戟、遂、芫,本与甘草相反,而胡居士[①]治痰澼,以十枣汤加甘草、大黄,盖以痰在膈上,欲令通泄拔去病根也。其后东垣、丹溪治结核,消肿溃坚汤加海藻;治劳瘵,莲心饮用芫花,二方皆有甘草,此皆本胡居士之意,而制为相反相激之理也。迹比而论,则药之不用甘草者寡矣。然而中满之症,气之聚也,恐甘能作胀;郁结之症,气之闭也,恐甘复缓结下焦。药性缓难达诸呕吐亦忌煎尝,奚可以调和众药而概用之哉!

梢治胸中积热,去尿管涩痛;头行足厥阴、阳明二经,污浊之血,消肿导毒,宜入吐药;节消痈疽焮肿,并宜生使。

山　药

古名薯蓣,因唐代宗名预,改名薯药,宋英宗名署,改名山药,尽失当日本名。南北俱产,北都四明者最佳。有野生、家种,有白、有青,入药取野生中白者,刮皮去涎,生干备用,故古方多用干山药,家园者止堪供馔而已。

山药味甘凉,气温平,无毒,恶甘遂,使紫芝。得土之冲气,兼禀春之和气以生,入足太阴、阳明,并入足少阴,复入太阴肺经,益肺之不足,入少阴肾经,涩精之滑泄。上治心肺,下治腰膝,中能补中益气,盖凉而能补之药也。《经疏》曰:甘能补脾,脾充血而主肌肉,甘温能益血,脾治中焦,故主治伤中,虚羸,补中益气力,长肌肉,安五脏,止泻痢,治遗精,镇心神,除烦热也。其主寒热邪气,及头面游风,头风眼眩,下气,止腰痛者,正以甘能除大热,甘能益阴气,甘能缓中,甘温平能补肝肾故也。盖寒热邪气,为阴不足,内虚则外邪客之,热则生风,缓则下气,下气则阳交于阴,五劳既去,五脏既充,则久服耳目聪明,轻身延年之效自著矣。然考诸《药性论》薯蓣臣则虽立五劳七伤,止可以为佐,而不可为主。故吾于治脾之症,每同参、术;治心之症,每同

---

① 胡居士:即胡洽,南北朝时刘宋医家。一作胡道洽,广陵(今江苏江都)人。爱好音乐,精于医理,以医术知名。撰《胡洽百病方》二卷,已佚。

民国医家论本草之《本草选旨》　|　9　|

参、苓;治肺之症,每同参、麦;治肾之症,每同参、柏。而又惟用于平补常服之剂,而不用于险难危迫之秋,正为是也。乃《本草》复云:生捣敷痈疮,能消热肿者,何哉?《经》曰:虚之所在,邪必凑之。着而不去,其病为实,肿硬之谓也,惟山药能益气补中,补其气则邪滞自不容不行,虽曰微寒之验也。丹溪所谓补阳气,生者能消肿硬,此之谓欤!

白 术

按六书术字篆文,象其根干枝叶之形,相传名义以此。术有二种,有浙术,有歙术。浙种肥大由粪力滋溉,多润而易油,俗名云头术;歙种瘦小,然得土气之充,甚燥白,胜于浙种,俗呼狗头术也。昔人用术,不分苍、白,自宋以后,始言苍术苦辛气烈,白术苦甘气和,施用各异,今从之。修治:用人乳汁浸一宿以制其性,若脾病用陈壁泥土炒。

白术味苦而甘,性温味厚气薄,阳中阴也,可升可降,无毒,使防风、地榆,忌李、桃、雀、蛤、菘菜、青鱼,入心、脾、胃、三焦四经。初夏之初气以生,正得土之冲气,其性纯阳,为除风痹之上药,安脾胃之神品。《本经》主治风寒湿痹,死肌,痉疸,止汗,除热,消食者,正以风、寒、湿三者,合而成痹,痹者拘挛而痛。《经》曰:地之湿气,感则害人皮肉筋骨。死肌者湿毒浸肌肉也,痉者风寒来袭,客于肝、脾、胃所致也。疸者脾胃虚,而湿热瘀滞也。术有除风、寒、湿三邪之功,故能祛其所致之疾也。湿热盛则自汗,三邪客则发热,湿去而脾胃燥,燥则食自消,汗自止,热自除也。《别录》又主大风在身面者。术气芳烈,纯阳之物也,风为阳邪,发于阳部,故主之也。风眩头痛,目泪出者,阳虚则风客之而眩,痰厥则头痛,风热壅则目泪出也。消痰水,逐皮间风水结肿,除心下急痛,及霍乱吐下不止者。湿客于胃则湿滞而生痰,客于脾则生水,脾虚湿胜则为水肿,湿客中焦则心下急满,脾胃俱虚则中焦不治,而湿邪客之则为霍乱吐下不止也。利腰脐间血者,血属阴,湿为阴邪,下流客之,使腰脐血滞,而不得通利,湿去则诸症无不愈矣。益津液,暖胃,消谷嗜食者,湿去则胃强,而津液自生,寒湿散,则胃自暖,邪去而脾胃健,消谷嗜食矣。又曰:久服轻身延年不饥者,术为阳药,故善除阴湿,湿去则脾胃之气旺,阳主气,气盛则身轻,脾主四肢,湿去则健,健则四肢利,故能涉险负重也。《仙经》云:气满不思食,是以延年而不饥也。白术之多功,洵有如此者,而究厥旨归,则总为脾胃之要药耳。是以脾虚不健,术能补之,胃虚不纳,术能助之,呕吐泄泻,霍乱转筋,脾胃乘寒之症,惟术能疗之,涎痰壅盛,咳嗽喘急,脾气不和之症也,惟术能补之。东垣之四制饮止汗,丹溪之粥丸止泻,亦共见其脾虚也。他如泻胃火而兼黄连,实脾经而资山药。燥湿和脾者,必同苍术;利水行下者,必并猪苓;佐黄芩,则能安胎;同枳实,则能消痞。温中可以止痛,疮肿可以托脓,亦无非取其甘以和脾,辛以健胃之意耳。然术为阳草,祛邪之功胜,益阴之效亏,故凡病属阴虚血少,精不足,肉热,骨蒸,口干,唇燥,咳嗽,吐痰,吐血,咽寒,便秘,滞下者,法咸忌之。而且能闭气,故奔豚勿用;且能生脓,故痈疽勿用;而且多壅塞,故哮喘亦勿用。今人但知术能健脾,而不知所云健脾者,盖指脾为正邪所干,术能燥湿,湿去则脾健,故曰补也。宁知脾虚而无湿邪者,用之反致燥竭脾家津液,是损脾阴也,惟此最为易误,故表而出之。

苍　术

　　一名赤术,以其色苍也,一名山精,《异术》谓其有长生不老,辟谷致神之妙,故名。出茅山者佳,性燥,用米泔水浸二日,一日一换,括去粗皮用。

　　苍术味甘辛,性温而燥,气味辛烈,阴中阳也,无毒,亦使防风、地榆,亦忌雀、蛤、李、桃,入足太阴、阳明经。考其主治风寒湿痹,死肌,痉,疸,作煎饵久服,轻身延年,不饥。又主头痛,消痰水,逐皮间风水结肿,除心下急满,及霍乱吐下不止,暖胃,消谷嗜食。其用多与白术等,故上古不分苍白,自陶隐居言术有二种,后人因贵白者,而苍往往置而不用,殊不知苍术别有雄壮上行之气,其补脾燥湿,宽中顺气,治身面大风,驱腹胀气块,功效尤速,而且能除山岚瘴气，弭灾沴①恶疾，宽窄狭，除风气，壮筋骨，明耳目，乌发须，驻颜色，又其所独优也，则岂止辟恶驱邪焚烟逐鬼而已哉！特其辛烈窜冲，专于发汗，除上焦之湿，少逊于白之能发能止，能下能上而已。然得黄檗同煎，又能健行下焦，立清湿热，未尝无下行之力也。《神农经》曰：必欲常生，当服山精，其苍术之谓欤！

芍　药

芍药，犹婥约也，美好貌，此草花容婥约，故以为名。一名将离，故将别赠之，《郑风》"伊其相谑，赠之以芍药②"是也。生中岳川谷丘陵，今人以其花多平地种植，昔人云：洛阳牡丹、扬州芍药，甲天下。药中所用，亦多取扬州者，种类三十余，有单叶、千叶、楼子之异，入药宜单叶根，气味全厚，根之赤白，随花之色也，可生用，避中寒者以酒炒，入女人血药醋炒。

芍药味苦酸，气平微寒，气薄味厚，升而微降，阴中阳也，有小毒。乌药、没药、雷丸为使，恶石斛、芒硝，畏硝石、鳖甲、小蓟。禀天地之阴，而兼得甲木之气，为手足太阴引经药，入肝脾血分。芍药味酸，本得木化，《图经》以金木分赤白，厥有深旨，赤者色应南方，纯乎本气者也，主破散，主通利，专入肝家血分，利下焦而破结，有行血、散血、凉血、调血之用，故《本经》主邪气腹痛，除血痹，破坚积，寒热疝瘕，通顺血脉，利小水，散恶血，逐贼血，消痈肿，妇人血闭不通。目赤、肠风、泻血，皆宜生用，此赤者之能事也。若金白色，故曰者兼得乎金气者也，专入脾家血分，泻肝家之火邪，凉血收血，主补血而和中，有制肝补脾之用。《本经》以治缓中，去水气，利膀胱、大小肠，中恶，腹痛，腰痛，女人一切病，胎前产后诸病。治风补劳，退热除烦，益气，泻肝，安脾肺，收胃气，止泻痢，固腠理，合血脉，收阴气，敛逆气，理中气。治脾虚中

---

① 沴：音 lì，因天气反常而造成的伤害和破坏，亦泛指灾害。
② 伊其相谑，赠之以芍药：出自先秦《诗经·国风·郑风·溱洧》"维士与女，伊其将谑，赠之以芍药"。

满,心下痞,胁下痛,善噫,肺急胀逆喘咳,太阳衄衄,目涩肝血不足,阳维病苦寒热,带脉病苦腹痛满,腰溶溶如坐水中,下痢腹痛后重诸症,总不出肝、脾二经补泻[1]二用而已。然览之古方,得之近效,大抵用以补脾,非白术不能补;用以泻脾,非芍药不能泻。同人参始能补气,同当归乃能补血,止腹痛必同甘草,止泻痢必并黄连,参痘疹非防风不能发,温经散湿非姜、枣不能温,不能散。张仲景治伤寒多用芍药,单取其主寒热,利小便也。震亨止以治血虚腹痛,余并不治,为其酸寒收敛无温散之功也。血虚气寒禁用,恐酸苦之性,反生其寒也。产后不可轻用,不惟酸寒之味能伐生发之气,且恐肝血既虚不可更泻也。观此则芍药虽为血家要药,示但为臣使之职耳,比之当归单行独立,而遂为益气补阴之圣,殆有逊焉者乎!

干 地 黄

《尔雅》云:苄,地黄。罗顾云:苄以沉下为良,故字从下,生咸阳川泽黄土地者佳。嘉谟曰:江浙地种,受南方阳气,质虽光润力微;怀庆山产,禀址方纯阴,皮有疙瘩力大,故今人惟尊怀庆地黄。有阴干,有日干,有火干,功用俱同,故古本草皆指干地黄为熟地黄,并不及蒸干。后人于虚症、老症、产后血症,虑其太寒,改用蒸熟者,固别生干者为平宣,熟干者为温补,今从之。修治:切勿犯铜铁器,令肾消白发,男损荣,女损卫也。验地黄法:置盆水中,上浮者名天黄,半浮沉者名人黄,沉者名地黄,入药以沉者为佳。

干地黄味甘苦,气寒薄,味厚,沉而降,阴也,无毒。恶贝母,畏芜荑,忌铜铁器、葱、蒜、萝卜、诸血。禀仲冬之气以生,兼得地之和气,黄者土之正色也,为补肾家之要药,益阴血之神品。然此特总言其要耳,而兹之干地黄,不惟与熟地有别,而与生地亦有别。所云生者,乃本地新掘鲜者。《别录》主治妇人崩中血不止,及产后血上薄心,闷绝伤身,胎动下血,胎不落,堕坠踠折,

---

① 泻:原文无"泻"字,从上下文推测,"补"字后恐阙"泻"字,今补入。

瘀血、留血、鼻衄、吐血，皆捣汁饮之，可立取神验。然江南已不可得，则所云生地黄，即干地黄也。干者入手少阴心经，滋阴退阳，亦凉血而生血。《本经》主折跌，绝筋伤中，逐血痹，调血养血之效也。作汤除寒热积聚，除痹者血和则结散，故诸症自除也。女子伤中胞漏下血者，阴虚则火炽而血热也；恶血者荣血之滞也；溺血及二便不利者，肾与小肠之热也，干地黄能凉血，则益血而又能行血，故悉主之。其曰：去胃中宿食，饱力绝伤者，胃家之湿热盛，则食不消，干地黄能泻脾胃中湿热，湿热去则脾胃自安，宿食自去。饱而努力，则肠胃筋脉有绝伤之患，形属血，益血则伤自理矣。《日华子》又云：助心胆气，强筋骨，长志，安魂定魄，除惊悸者。地黄为手少阴之要药，能凉心，助胆，补肝，心凉则热不薄肺，肝肺清宁则魂魄自定，胆自壮，惊自除，肝肾足则筋骨自强，心肾交济则志自长矣。吾尝深究于此，而凡过心火血热，脾土湿热，诸经血热，骨蒸劳热，惊悸怔忡，五心烦热，及目赤胀疼，血溢、吐衄、溺血、便血，为阳虚阴微，虚火上炎之症。与夫妇人月经闭绝，月事先期，产后血上攻心，妊娠下血漏胎，崩中下血不止，病人虚而多热，脉洪实者，一切虫咬心痛，大便秘结，瘀血痈疽等，多加用之，并得功效。纵不能立取奇验，以不得生者绞汁用耳，《本经》原云：生者尤良，复何疑乎！

熟　地　黄

其法取地黄一百斤，拣肥者六十斤，洗净晒令微皱，以拣下者亦洗净，水臼中捣绞汁茎，入臼更捣，将汁拌前地黄，上磁锅柳木甑蒸之，摊干再浸再蒸，九蒸九晒，令其汁尽，其地黄当光润如漆。修治同生地黄。

熟地黄气味相同，畏恶忌使，亦不少异，但假酒力晒蒸，稍除寒气，则微温而大补，入少阴肾经，大补血衰，滋培肾水。《本经》主填骨髓，长肌肉，生精血，补五脏，内伤不足，通血脉，利耳目，黑须发，男子五劳七伤，女子伤中胞漏，经候不调，胎产百病，皆浑著于干地黄之下，而时珍则别之于熟地黄。元素又云：熟地补血气，滋肾水，益真阴，去脐腹急痛，病后胫股酸痛。好古曰：坐而欲起，目䀮䀮无所见。详味厥旨，盖皆以熟地黄能补肾水，益真阴，有养血填阴之义，血旺阴足，故悉如上功也。昔仲景制八味丸，专补肾中元气，为诸药首，取天一所生之源也。东垣制四物汤，治藏血之脏，以此为君，取癸水乙木同归一治也。合而论之，生熟之剂皆为血家神药，生者寒而凉血，血热者须用，熟则温而补肾，血衰者须用。故王易简①谓男子多阴虚，宜熟地黄；女子多血热，宜生地黄。又云生地黄，能生精血，天门冬引入所生之处；熟地黄能补精血，用麦门冬引入所补之处。生地黄生血而性甘寒，气弱者服之，恐以阴寒而妨食。熟地补血而气滞，痰饮气结者服之，恐泥膈而滞痰。故不得已而必用者，生用酒炒则不妨胃，熟用姜制则不泥膈，此皆得用之精微者也。

贝　母

形似聚贝子，故名贝母，晋地、荆州、襄州者佳。《诗》云：言采其蝱②。主疗郁结之疾是也。种类甚多，亦难稽考，而总以有白轻松为上，油黑重硬则勿用而已。更有独颗团瓣无分拆，号丹龙精，误服之令人筋不收持，惟黄精小蓝汁服之立解。修治去心用。

贝母味辛苦，气平，微寒，无毒。厚朴、白薇为使，恶桃花，畏秦艽、莽草、矾石，反乌头。在地则得金土之气，在天则禀清肃之令，味辛可以散结，味苦可以泄邪，气寒可以折热。故详考《本经》主伤寒烦热，淋沥，邪气，疝瘕，喉痹，乳难，金疮，风痉。《别录》又主疗腹中结实，心下满，洗洗恶寒，目眩项直，咳嗽上气，止烦热渴，出汗。安五脏，利骨髓诸症，总不出其辛苦寒之所治。所以为开郁散结，清心降火，解毒攻痰，肺经气分理气之剂也。吾惟得

---

① 王易简：王硕，南宋时医家。字德肤，永嘉（今浙江温州）人，以当时名医陈言为师，后著有《易简方》一卷，载方三十首，药仅三十余种，方虽少而切于实用，其书今有刻本行世。
② 言采其蝱：引自《诗经·小雅·我行其野》，"我行其野，言采其蝱"，文中另有"我行其野，言采其蓫"。然蝱为多年生蔓草，花相连，根白色，可蒸食，饥荒之年，可以御饥；蓫为多年生草本植物，俗名羊蹄菜，似萝卜，性滑，多食使人腹泻。二者似皆与贝母无关。

解于此,而尝于胸膈窒窒,气挟痰而上升用之以疏通咽喉壅盛,痰随火而上客者用之以利导。配知母以清气而滋阴,配芩、连以清痰而降火,配参、术以行补而不聚,配归、芍以行气而和荣,配二陈汤代半夏用,以开结而散郁,平气而解毒,清心而降火,破癥而攻痰,鲜有不利者,为可征矣。即外症疮毒之症,每用以托里,用以收敛,用以获心而解毒,亦无非是也。何则?盖疮毒由气郁所聚,贝母为辛苦之药,能散气,能下气,气散则毒自解,气下则毒自去。所以兼补气之药,而为托里;兼和荣之药,而为收敛;兼发散破结之药,而为获心解毒耳。昔仲景治寒实结胸,外无热证者,制小陷胸汤,以瓜蒌子、黄连辅斯作主,取辛散苦泻之意也。海藏疗产后无乳,立三母散,兼牡蛎、知母、猪蹄汤调服,尊此为君,亦取顺气逆而利骨髓也。即古方研末,和砂糖丸服,咳嗽立止。烧灰研末油敷,恶疮悉愈。以七枚作末酒服,治难产及胞衣不下。与连翘①同服,主颈②下瘤瘿疾,又岂有外于此义哉。但其间有相邻而易误者,如贝母之攻痰解热,人人所知,而或痰之不由肺热邪热,而为寒痰、湿痰、痰饮,寒热欲吐、眩晕,及痰厥头痛,中寒作吐作泻者,法当以辛温散热之药治之,贝母苦寒,上所禁忌,是又不可不辨也。俗方或有以半夏有毒,用贝母代之者,夫贝母太阴肺经之药,半夏太阴脾经、阳明胃经之药,何可以代?若虚劳咳嗽,吐血咯血,肺痿肺痈,妇人乳疖痈疽,及诸郁之症,半夏乃禁忌,皆贝母为向导之药,犹可代也。至于脾胃湿热,涎化为痰,久则生火,痰火上攻,昏愦僵仆,謇涩诸症,生死旦夕,亦岂贝母可代乎?!

知　母

其宿根之旁,初生子根,状如蚳蠃③,故谓之蚳母,名知母者,讹也。南直徐

---

①　连翘:原作"连乔",按今之标准规范中药名修改。
②　颈:原作"顶",与上下文病症不符,或系刻工之误,改之。
③　蚳蠃:音 chí luǒ,《周礼·天官冢宰第一》"祭祀,共蜃、蠃、蚳,以授醢人"。蚳,蚁卵,古人用来制酱,供食用。蠃,蜾蠃也,即细腰蜂,一种土蜂。亦有《国语·吴语》注:"蚌蛤之属"。此处结合上下文,二者当为知母有类似虫卵一类东西的形状。

解二州①，形似菖蒲，凡用拣肥润裹白者，去毛切，上行用酒浸，下行用盐水浸。

知母味苦辛，气寒，气味俱厚，沉而降，阴也，阴中微阳，无毒，为肾中本药，又入足阳明、手太阴气分。禀天地之至阴之气以生，性极苦寒，苦寒能治烦热，至阴能入骨，故烦热得之即解。《本经》主消渴热中，除邪气，肢体浮肿。疗伤寒久疟烦热，胁下邪气，膈中恶，及风汗内疸者，皆取烦热得解之义。又曰：下水补不足，益气者盖由热火既散，阴气即生，故主上诸症也是以症之阴虚不足。百骨酸疼，咳嗽无痰，腿足无力，津液干少，头眩昏倦，小便黄赤，耳闭眼花，腰酸背折，为阴虚火动而致者，非知母不能为力。盖知母能补肾水而滋阴之功，能泻肾火有生津之妙，能固肾气有实肾之理，为肾经本药也。东垣概之，以其用有四，泻无根之肾火，疗有汗之骨蒸，滋化源之阴，诚得其性情矣！即仲景制白虎汤，治不得眠者烦燥也，烦出于肺，燥出于肾。君以石膏，佐以知母之苦寒，以清肾之源，缓以甘草、粳米，使其速下也。又于小便闭塞，热在下焦血分，而不渴者，为真水不足，膀胱干涸。《经》曰：无阴则阳无以化，每用黄檗②、知母大苦寒之药，以补肾与膀胱，使阴气行而阳自化，小便自通，又岂无见而然哉！是以吾尝与黄檗并行，为其有降火之功也，而尤爱其有助水之力。与贝母齐用，为其为清痰之妙也，而又持其有益阴之理。且于阴火攻冲，咽痒而肺嗽者，游火遍行，骨蒸而有汗者，胃火燔灼，消渴而热中者，以及肢节浮肿，久疟热甚，皆不能舍是以为功，则知母其润肾滋阴清肺之神剂欤！但阴寒之物，其味复苦，多则必伤脾胃生发之气，故久服作泻又须记之。

天 门 冬

按《尔雅》本作虋冬，盖草之茂者为虋，此草蔓茂，而功同麦虋，故曰天虋

---

① 南直徐解二州：此段文字源自《本草蒙筌·知母》。南直：即南直隶，明代行政区域，包括今江苏省、安徽省与上海市。徐解二州，徐州当无异议，解州在山西境内，并不在南直隶，此处解州或为"郁州"之误，江苏连云港附近云台山（花果山所在地），古称郁州。徐州与郁州（连云港）相邻，符合上述要求。

② 檗：原文作"蘖"，显系刻误，或为"蘗"，但其义均指黄檗（黄柏）。后文类似刻误予以径改。

冬。古作颠棘，下垂也，颠天音相近也，俗作门，便于字也。生奉高山谷，今处处有之，以生高地根短味甜气香者为上。二三七八月采根，蒸剥，去皮去心，曝干用。

天门冬，味苦甘，气平，大寒，气薄味厚，沉也，阴也，阳中之阴，无毒。畏曾青，忌鲤鱼，使贝母、地黄。入手太阴、足少阴气分[①]，正禀大寒初之气以生，得地之阴精独厚。其性冷而能补，故为润燥滋阴，清金降火，除肺肾虚热之要剂也。若病人阴虚水涸，火起下焦，上炎于肺，发为喘咳者，必以此药为君。而且除烦热，解消渴，止咳嗽，保肺气，息肺脓，定血溢妄行，补劳伤内损，与参并用殊功，以其并入手太阴也。至其通肾气以除热淋，润肠胃以治闭结。同参、芪煎汤，定虚实喘促，和姜、蜜熬膏，破燥凝顽痰，与天风湿偏痹，伏尸三虫，又其所独扰矣。而究其体质，由苦以泄滞血，甘以助元气，寒以泻肺火，具是三者宜其有多功耳。但性寒而润，且滑大便故虚热人可多用，虚寒人宜少投，宗奭所谓：专泄而不专收也。

麦 门 冬

蘪义与天蘪同，以其根似麦颗连珠，凌冬不凋，故谓之麦门冬。生函谷川谷及隄坂肥土石间，今处处有之，大小三四种，功用相同。其叶如韭，其子圆碧如珠。夏至前一月收晒，凡用汤，择去心不令人烦。滋补膏丸内，或汤浸捣膏，或酒浸擂之，或瓦上焙熟，风凉三四次取燥，方不失药力。

麦门冬味甘微苦，气平微寒，阳中微阴，无毒。恶款冬、苦瓜、苦芺[②]，畏苦参、青蘘、木耳，使地黄、车前。在天禀春阳生生之气，在地则正感清和稼穑之甘。《本经》主治心腹结气，伤中伤饱，胃络脉绝，羸瘦短气，身重目黄，心下支满，虚劳客热，口干燥渴。止呕吐，愈痿蹶，强阴益精，消谷调中保神。

---

① 气分：原作"无分"，显系刻误，查《本草纲目》等相关本草书籍，天门冬为入手太阴、足少阴经气分之药。

② 苦芺：中药名，为菊科植物蒙山莴苣的全草。分布于东北、华北及西北等地。具有清热解毒，凉血止血之功效。常用于暑热烦闷，漆疮，丹毒，痈肿，痔疮，外伤出血，跌打伤痛。

定肺气，安五脏，令人肥健，美颜色，有子，久服轻身不老不饥，兼取其治脾胃脏腑也。而今之用者，乃专收效于心、肺二经，以平肺气，以宁心志。故心气不足，而惊悸怔忡；健忘恍惚，而精神失守；或肺气不利，而咳嗽有痰；或肺痿肺脓，而短气羸瘦；或火伏肺中，而迫血妄行；或虚劳客热，而郁结不利；或脾胃不调，而饮食伤中，此皆心肺之病，非麦门不能治之。吾尝与人参同用，以补心肺；与芩、连同用，以泻心肺；与百合同用，以敛心肺；与天门同用，以保心肺。病之有无于二经者，每用之而不离也。但与天门冬症治不同，天门补中有泻，麦冬泻中有补。嘉谟尝等而用论之，谓天、麦门冬并入手太阴经，并宜肺热，并忌肺寒。宗奭皆言其专泄而不专收者，乃一则止咳明殊功，一则消痰立效。抑何偏信如此耶！盖痰系津液凝成，肾司津液者也，燥则凝，润则化。天门冬性润而复走肾经，则凝者自化。麦冬虽滋润则一，而经络相殊。故上而止咳，不胜于麦门冬，下而消痰，必让于天门冬耳。先哲亦曰痰之标在脾，痰之本在肾。又曰半夏能治痰之标，不能治痰之本。以是观之，则天门能治痰之本，不能治痰之标，非唯与麦冬殊，亦且与半夏异也。

五 味 子

皮肉甘酸，核中辛苦，多有咸味，一物而具五味，故名。《本经》但云味酸，盖以木为五行之先也。蔓生木上茎赤，花黄白，子生青熟紫，亦具五色。种有南北之分，北产色黑，宜入滋补药；南产者色红，宜入风寒之药。

五味子，味酸微苦咸，味厚气轻，阴中微阳，无毒。恶葳蕤[①]，胜乌头，以苁蓉为使。得地之阴，而兼禀乎天之阳气。入手太阴肺经，敛金耗散之气，而生津液；入足少阴肾经，补肾脏不足之水，而益元阳。所以本主益气者，肺主气，补肺故益气也。其主咳逆上气者，气虚则上壅而不归元，酸以收之则摄气归原矣。劳伤羸瘦，强阴，益男子精。《别录》养五脏，除热生阴中肌者，

---

① 葳蕤：原作"葳茂"，文义不通，系刻误，今据《本草纲目》及其他传统本草书校正。

专补肾兼补五脏,肾藏精,精盛则阴强。收敛真气归元而丹田暖,腐熟水谷,蒸糟粕而化精微,则精自生,精生阴长,故主如上诸疾也。故吾尝于阴虚咳嗽,热气上炎者,不骤用寒凉之药,而以酸味敛之。气虚自汗,津液鲜少者,虽加甘补之剂,而以酸温收之。冬月肺寒咳嗽者,尝同干姜以煎汤;夏月神困乏者,尝同参、芪、麦、柏以取效,夫亦愈知其能事矣。然阴水足,则阳津生,肺气收,则肾脏实,分之虽有肺、肾之殊,而合之则肺为肾之上源。滋源益流,其实一辄而已。乃寇氏所为食之多致虚热,疑与《本经》除热之说相谬,而抑知所致此热者,非用之过多,即收补之太骤也。故凡见虚劳咳嗽,固无疑于对症用药。若嗽有外邪者,必先发散而后用之。至痧疹起发,及一切停饮,肝家有动气,肺家有实热,应用黄芩之类以泻热者,则全戒焉。

芘　胡

　　芘古柴字,嫩则可茹,老则采而为柴,故名。出银州者良,长尺余,而微白,且软根如鼠尾,香味甚佳。相传雷敩云:柴胡生处,多有白鹤飞翔,以香气直上云端,闻者气爽也。若北地所产,如前胡而软,今人谓之北柴胡,入药亦良。南土以产不似前胡,如蒿根强硬,不堪使用。机[1]曰:解散用北柴胡,虚热用银柴胡。然近时有一种,似桔梗、沙参,白色而大,市人所为充银柴胡,殊无气味,不可不辨。凡用俱不犯火,火则不效。

　　柴胡味苦微寒,气味俱轻,升也,阳也,无毒,使半夏,恶皂荚,畏女菀[2]、藜芦。禀仲春之升气以生,为少阳经表药,又为手足厥阴、少阳四经引经药,能引清气顺阳道而上行。《本经》主治心腹肠胃中结气,饮食积聚,寒热邪气,推陈致新。除伤寒心下烦热者,足少阳胆也。胆为清净之府,无出无入,不可汗、不可吐、不可下,其经在半表半里,故法和解,小柴胡汤之属是也。其性升而散,属阳故能达表散邪,邪散则烦热自解。阳气下陷,则为饮食积

---

① 机:即汪机(1463—1539),字省之,别号石山居士,安徽省祁门县城内朴墅人,明代著名医学家。
② 女菀:原作"大苑",系刻误,今据《本草纲目》及其他传统本草书校正。

聚,阳升则升,清虚上行,脾胃之气行则饮食积聚自消散矣。又主诸痰热结实,胸中邪逆,五脏间游气者,少阳实热之邪所生病也。柴胡苦平而微寒,而除热散结而解表,故能愈以上诸疾。又主大肠停积,水胀及湿痹拘挛者,柴胡为风药,风能胜湿故也。吾尝因此而于伤寒寒热,头痛心下烦满,诸疟寒热,诸痰热结,胃中饮食积聚,内外邪热不解,及阳下陷,目赤耳聋;一切妇人热入血室,经水不调,产前产后热,心下痞满,胸胁作痛,小儿痘疹余热,五疳羸热;又十二经疮疽血凝气聚者,必加用之。以至湿痹拘挛,煎汤浴洗,潮热往来,单味煎服。经脉不调加四物、秦艽、牡丹治之。产后积血,佐巴豆、三棱、蓬莪广茂①攻之,鲜有不验者,何也?大抵寒热往来,是邪气搏乎正气,邪正交争所致,而柴胡之性能畅达,柴胡之气主升腾,有行气行血之功,故不论热在皮肤,热在脏腑,热在骨髓,而皆以柴胡为清气退热必用之药。古人谓其在经主气,在脏主血,良有以也。乃论者以为补劳七伤,药性亦谓治劳乏羸瘦,诚非发散之药所能,而寇氏矫之,不分脏腑经络有热无热,直谓柴胡不治劳乏,一概摈斥,又岂道论哉!不若东垣云:诸有热者宜用,热去即不加。真不易之论矣!但其性升而发散,病人虚而气升者忌之,呕吐及阴虚火炽者忌之,疟非少阳经者忌之,伤寒初起者忌之,甚无以除热之故而概投之也。

黄　　连

其根连珠而色黄故名。古汉时惟取蜀郡黄肥而坚者为善,唐时以澧州者为胜,今虽吴蜀皆有,惟以雅州眉州者为良,药物之兴废不同如此。大抵有二种,一种根粗无毛有珠,如鹰鸡爪形而坚实,色深黄;一种无珠多毛而中虚,黄色稍淡。各有所宜,一说蜀道者粗大,疗渴为最;江东者节如连珠,疗痢大善。凡用拭去毛,随方制度。

---

① 蓬莪广茂:即蓬莪茂,亦称广茂、蓬莪术,现通称"莪术"。原作"广茂",系刻误。

黄连性寒味苦，味厚气薄，可升可降，阴中阳也，无毒。黄芩、龙骨、理石为使，恶菊花、玄参、白鲜皮、芫花、白僵蚕、冷水，畏款冬、牛膝，忌猪肉，胜乌头，解巴豆毒。禀天地清寒之气以生，味苦而厚，入手少阴、阳明、足少阳、厥阴、足阳明、太阴六经。能祛邪散热，荡涤肠胃，肃清神明，为病酒之仙药，滞下之神品。《本经》主热气目痛，眥伤泣出，明目。大惊益胆者，凉心清肝胆也。又主肠澼，腹痛下痢，兼主泄澼。夫泄者，泻痢也；澼者，大肠下血也，俗呼脏毒。除水，厚肠胃疗口疮者，涤除肠、胃、脾三家之湿热也。令人不忘者，心家无火则清，清则明，故不忘也。是以惊悸怔忡，健忘恍惚，心火不宁也，非此不清。痛痒疮疡，诸家失血，邪热有余也，非此不凉。目痛赤肿，睛散荣热，肝之邪也；胁痛弦气，心下痞满，肝脾之邪也；呕逆恶心，吞吐酸苦，脾之邪也；气盛壅塞，关格不通，脾胃之邪也，并非此不治。而且七情聚而不散，六郁结而不舒，虽用二陈以清气可矣，然无黄连，则二陈独不能清。虚热而动于火，阴极而变于阳，虽用甘温之补剂可矣，然无黄连，则温补独不能制。大便不通，用之可以润肠而下利；腹痛便血，用之可以降火而止泻。清热能通小便，退暑能消蓄暑者，皆取于此。若其制治之法，则又有不止于此者，如古方生用治本脏火，猪胆汁炒治肝胆实火，醋浸炒治肝胆虚火，酒炒治上焦火，姜汁炒治中焦火，盐水炒治下焦火，吴茱萸汤浸炒治气分湿热火，干漆水炒治血分块中伏火，黄土炒治食积火。用同木香治下痢，同大蒜治下血，同细辛治口疮，同枳壳治血痔，同乳蒸点赤眼，同当归、芍药浴眼疮，同黄檗则杀虫安蛔，同五灵、滑石大治梦遗。佐官桂少许，煎百沸入蜜，空心服，能使心肾交于顷刻。用黄土、姜汁、酒蜜四炒为君，使君子为臣，白芍药酒煮为佐。广木香治小儿五疳，以茱萸炒者，加木香等分，生大黄倍之，水丸治下痢。凡下痢胃口热，口噤者，用黄连人参煎汤，终日呷之，如吐再强饮，但得一呷下咽，其病即愈。此皆得制药制方之法者也。但其令行清肃，譬犹皋陶之在虞庭，明刑执法以禁民邪①。而补益温养之事，则非其任矣，故脾胃虚冷不能转运者，不可轻用。或不得已而欲去其湿热，泻其心火者，则以茯

① 譬犹皋陶之在虞庭，明刑执法以禁民邪：皋陶，相传为尧舜时期人，长期担任掌管刑法的"士师（理官）"一职，以正直闻名天下，被尊为"中华司法始祖"。虞庭，即虞舜的朝廷。

芩、黄芩代之。至如陶弘景言道方久服长生之说,则误人不浅矣。夫黄连为大苦大寒之药,用之降火燥湿,中病即止,岂可久服,而使肃杀之令常行,以伐其生发冲和之气乎。况于心,火也;肝,亦火也;肾,孤脏也,人患一水不胜二火,岂可久服苦药。使心有偏胜,是以火救火也,明于此,则苦寒之药,不惟不能长生,而气增偏胜,其火愈炽,直有丧明速夭之患,陶氏可尽信哉?!

胡 黄 连

生羌胡国土,其性味功用似黄连,故名。海畔陆地多有之,苗若夏枯草,干根如杨柳枯枝,心黑外黄,折之尘出如烟,内似鸲鹆眼[①]者为真。

胡黄连味苦尤甚,气大寒,无毒。亦恶玄参、菊花、白鲜皮,亦解巴豆毒,忌猪肉,误食令人泄精。得天地清肃阴寒之气,亦入心、肝、脾、胃。泻心降火,镇肝凉血,厚肠益胃,明眼目,止泻痢,除温疟,与黄连颇有同功。而独其大寒之气,至苦之味,极清之性,自脾胃以次于骨,一切湿热邪热,阴分伏热,莫不消除。故治大人痨热骨蒸,血痢五痔;小儿潮热疳热,自汗盗汗;妇人胎蒸虚惊,阴汗不止,更为神效,不可缺也。然使真阴血虚,真精耗竭,而胃气脾阴俱弱者,虽见如上诸症,亦勿轻投。即欲用之,亦须与健脾安胃,益血生精等剂同用,乃可无弊。

黄 芩

芩,说文作䖂,谓其色黄也。或云:芩者,黔也,黔乃黄黑之色,芩多外

---

① 鸲鹆眼:亦作"鸜鹆眼",原指端砚原石上的圆形斑点,其大如五铢钱,小如芥子,形如八哥之眼,外有晕。以活而清朗、有黑睛者为贵。后泛指物体上的色晕。

黄内黑，故云。第一出彭城，郁州①亦有之，惟深黑坚实者佳。圆者名子芩，破者名宿芩，以其腹中皆烂，故又名腐肠。

黄芩味苦，气平寒，味薄气厚，阳中阴也，无毒。使山茱萸、龙骨，恶葱实，畏丹砂、牡丹皮、藜芦。禀天地清寒之气以生，其性清肃，可以除邪；味苦，可以燥湿；阴寒，可以胜热。入手太阴肺经，上治肺火；入足太阳膀胱，下清化源；复入少阳胆经，凉表里邪热；又入阳明大肠经，润大肠之燥，降三焦之火。《本经》主诸热，黄疸，肠澼泄痢，逐水，下血闭，恶疮疽蚀，火疡者。邪热与湿热，谓之诸热。黄疸、肠澼、泄痢，皆湿热之病也，苦寒能除湿热，则诸症自瘳矣。下水者，源清则流洁也。血闭者，热入血室也。恶疮疽蚀者，血热则留结而为壅肿溃烂也。火疡者，火气伤血也。凉血除热则自愈矣。《别录》治痰热胃中热，小腹绞痛，消谷，利小肠，女子血闭，淋露下血，小儿腹痛。盖热在胸中则生痰，火在少腹则绞痛，小儿内热则腹痛。胃中湿热去则安胃，而消谷利小肠也。淋露下血，热在阴分也；往来寒热者，邪在少阳也。五淋者，湿热所致也。苦寒清肃之气胜，则邪热自解，是伐其本也。吾故于临症之际，其痰火咳嗽，气急喘盛者，又用黄芩以清之。小便赤浊，小腹急疾者，必用黄芩以疗之；大便秘结，壅塞不行者，用黄芩以通之。虽清肌退热，柴胡最佳，然无黄芩不能凉肌达表；虽上焦之火，山栀可降，然无黄芩不能上清头目。盖惟深知其气体枯飘，清能亲上，而有升上之情；味浊苦寒，寒能胜热，而有泄下之理也。若加以佐使之宜，则为用更广。如得酒炒则上行，得猪胆汁炒除肝胆火，得柴胡退寒热，得芍药治下痢，得桑白皮泻肺火，得白术则安胎，得厚朴、黄连止腹痛，得五味子、牡蛎令妇有子，得黄芪、白蔹、赤小豆疗鼠瘘，得山栀同用降肺火从小便而出，得黄连同用泻肺火自大便而行，得大黄同用泻胃火而通利肠胃，得二陈同用祛痰湿而止咳清金。且疮肿科以之解毒生肌，光明科以之退翳明目，妇人科以之安胎止经，方脉科以之清肌退热，则宁独东垣所云"宿芩治肺火，子芩治大肠火"也哉！但非补益之

---

① 彭城，郁州：彭城即徐州的古地名，郁州为今之连云港所在区域，此处可以反证第17页注释第①条，徐解二州确系徐郁二州之误。

品，当与黄连并列，虽能清热、利湿、消痰，然苦寒能损胃气而伤脾阴，故脾肺虚热，中寒作泄腹痛，肝肾虚而不腹痛，血虚腹痛，脾虚泄泻，水肿血枯经闭，气虚小水不利，寒邪喘咳，阴虚淋沥者，法并忌之。

黄　檗

名义未详，俗作黄柏，省写之谬也。有二种，出邵陵者轻薄，色深为胜；出房、商①者皮坚厚二三分，鲜黄者胜。机曰：房、商者治里治下用之，邵陵者治表治上用之，各有所宜。时珍曰：生用降实火，熟用不伤胃。酒制治上，盐制治下，蜜制治中。

黄檗味苦微辛，气寒，阴中之阳，降也，无毒。恶干漆，伏硫黄，性寒而沉，为足少阴肾经本药，泻阴中之火，复入足太阳膀胱，清下焦之湿者也。元素：主泻膀胱相火，补肾水不足，坚肾壮骨髓，疗下焦湿肿，诸痿瘫痪，利下窍，除热，痢疾先见血。东垣：主泻伏火，救肾水，治冲脉气逆，不渴而小便不利，诸疮痛不可忍者。皆以其能表至阴，制膀胱命门阴中之火，故多著其除热清湿，长肉止痛，泻火补阴之功也。吾尝于骨蒸劳热，口干舌燥为阴火攻冲所致者；或邪在下焦，小便赤涩，为积热伤水所致者；或腿足沉着，胫股疼痛，为湿热不清所致者；或哕蛔下血，疮肿肠风，为热血不调所致者；或腰腿乏力，痿软不行，为肾水不足所致者，每用黄檗以治之。而且配知母以清肺金，为滋阴要剂；配苍术以除湿，为治痿要药；配细辛以泻膀胱火，治口舌红疮。入黄芪汤中，使两足膝中气力涌出，为瘫痪必用之药。《活人书》制四味解毒汤，配黄芩、栀子入肺，黄连入心，黄檗入肾，为上下内外通用之药。以及口疳口臭，目赤喉痹，赤白浊淫②，火疮冻疮，积热梦遗，热极呕血者，必取资于此。盖深见其有苦寒之性，泻火之功，润燥之力，益阴之妙，而善用之

---

① 房、商：房州即今湖北房县，商州即今陕西商洛。
② 赤白浊淫：病证名，即浊病。浊病有赤浊、白浊之分，合称赤白浊或二浊。《丹溪心法·赤白浊》指小便浑浊，后人名便浊、溺浊、尿浊。《证治准绳·赤白浊》指阴茎口流浊物而小便不浑浊者，后人名精浊。赤白浊淫，加一"淫"字，突出发病与淫欲有关。

者也。乃医者徒知东垣、丹溪以黄柏、知母为滋阴降火之剂，每于纵欲虚损之人，用补阴药，以此二味为君，不知二物之苦寒而滑渗，必少壮气盛，可以当之。若中气不足，邪火炽甚者，使之久服，则降令太过，脾胃受伤，真阳暗损，精气不暖，直有寒中之变。故叶氏《医学统旨》[①]有四物加知、柏，久服伤胃，不能生阴之戒。

桔　　梗

其根结实梗直，故名。叶似荠苨，方书合为一类，但有甜苦之分，故俗呼荠苨为甜桔梗也，至《别录》始出荠苨分条为二物，然荠苨于解毒之外，别无所用。验之者，桔梗有心，荠苨无心；桔梗苦，荠苨甜，为有异耳。

桔梗味苦辛，气温，味厚气轻，阳中之阴，升也，有小毒。畏白及、龙胆草，忌猪肉。性主上升，其色白，为肺部引经药。主利肺气，通咽膈，开郁行痰，宽中理气之要药也。《本经》主胸胁痛如刀刺，腹满肠鸣。元素：以之利窍，除肺部风热，清利头目，咽嗌胸膈滞气及痛，除鼻塞，痰涎嗽送。时珍：主口舌生疮，赤目肿痛。《日华子》破癥瘕肺痈，养血排脓，补内漏及喉痹。皆系在表在上，气聚血壅之症。故吾尝于中膈不清，或痰或气之所郁，剂用二陈，佐以桔梗，治之无有不验。咽喉口齿，或火或热之所使，治用芩、连，佐以甘、桔，用之无有不痊。《活人书》治胸中痞满不痛，用桔梗、枳壳，取其通肺利膈下气也。仲景治伤寒寒实结胸，用桔梗、贝母、巴豆，取其温中消谷破积也。治肺痈吐脓，用桔梗、甘草，取其苦辛清肺，甘温泻火，又能排脓血，补内漏也。治少阴咽痛，亦用桔梗、甘草，取其苦辛散寒，甘平除热，合而用之，能调寒热也。丹溪论干咳嗽，乃痰火之邪，郁在肺中，宜苦梗以开之；痢疾腹痛，乃肺金之气，郁在大肠，亦宜苦梗以开之，取其开提气血也。元素谓桔梗

---

① 叶氏《医学统旨》：叶文玲，明代医家，字德徵，号石峰子，世称叶石峰，武林仁和县（今浙江杭州）人，幼业儒不遂，去学医，礼部屡试优等，例授冠带供职，于圣济殿升太医院吏目，嘉靖十三年甲午（1534）召诊，保和有功，升御医。忽被宣召，御书忠爱额于堂。嘉靖十九年庚子（1540）再召，升任院判，后因母老乞终养，遂致仕。所著有《医药统旨》行于世。

与甘草同行，为舟楫之剂，如大黄苦泄峻下之药，欲引至胸中至高之分，须用苦辛之剂以升之，譬如铁石入江，非舟楫不载，取其载药上行也。或曰：甘草之味，缓不可加，枳桔之性，上而入下。故后人欲其下气，又去甘草而配以枳壳；欲其上行，必加甘草而去其枳壳。古方制为甘桔汤、枳桔汤，以治咽痛郁结之疾，良有义哉！

茯　苓

多年樵斫之松，根之气味抑郁未绝，精气未渝，枝叶不复上升，津气乃从下泄，凝结成块，其盛者不抱根而离其本体为茯苓，有零之义也。其不盛者，止能附结本根为茯神。又言神灵之气，伏结而成，故为茯神、茯灵也。俗作苓者，传写之误耳。第一出华山，然所在大松处皆有之。形极粗大，外皮黑而细皱，肉坚白，形如鸟兽龟鳖者良。其年浅未坚，虚赤者不佳。抱根而生，内有松梗者为茯神。若久服，宜淘去赤筋，不致损目。煎汤惟去皮切用而已。

白茯苓味甘而淡，性温气平，属金，阳也，无毒。使马蔺，忌酸物，恶白薟，畏牡蒙、地榆、雄黄、秦艽、龟甲，入太阴脾经，复入太阳膀胱，少阴心经。淡能利窍，甘能助阳，温平能益脾逐水，乃除湿之圣药。《本经》主治胸胁逆气，忧恚，惊邪，恐悸，心下急[①]痛，寒热，烦满咳逆，口焦舌干，利小便，久服安魂养神，不饥延年。尤善安心神，调脏气，止消渴。小儿惊痫，女人热淋，化膀胱之源，利腰脐间血，而东垣乃约之曰：茯苓利窍而除湿，益气而和中，治惊悸，生津液，小便多者能止，结者能通，盖统会于诸经之论而为言也。所以健脾之剂，多用茯苓，盖脾喜燥而恶湿，茯苓能淡渗以实脾也。镇惊之剂，亦用茯苓，惊乃气之虚，茯苓气实能壮气之虚也。膀胱湿热不清，水道蕴蓄不利，必用茯苓，以其能清化源也。脏腑癥瘕积聚，小便癃闭淋沥，亦必用茯

---

① 急：考现行多种辑校版本的《神农本草经》，均作"结"。

苓,以其能清血化气也,然气虚之人不可服,自汗之证不可服,小便素利不可服,恐淡渗之剂,发汗而利小便也。考之《本草》又曰:能生津液者,何欤?盖因利窍行水,能活动其液,故谓之生,非若人参真能生液也。丹溪亦曰:茯苓、猪苓、泽泻各有行水之能,久服损目,仲景八味丸用之,亦不过接引诸药,归就肾经。去胞中久陈积垢,为搬运之功。观此,则仙家虽有服食之法,亦当因人而用之。故元虚之人,产后之妇,多禁忌焉。皮治水肿肤胀,开水道,通腠理。赤茯苓入心、脾、小肠,专主利水。茯神主治皆同,后人用之专理心经,善补心气,止恍惚、惊悸、恚怒、健忘,故张洁古云:风眩心虚,非茯神不能除,然茯苓未尝不治心也。神木治偏风口面㖞斜。

天 花 粉

即《本经》所载栝楼也,《释名》谓之果蓏①。《诗》云"果蓏之实,亦施于宇②"是矣。栝楼者,音之转也,后人又转为瓜蒌,愈转愈失其真矣。秋后取根作粉,洁白如雪,谓之天花粉,今处处有之。雷敩分圆黄者为括,长赤者为楼,总之功用相同,不必太分,但皮子茎根,效各不同。

天花粉味甘微苦酸,沉也,寒也,阴也,无毒。枸杞子为使,恶干姜,畏牛膝、干漆,反乌头,入手太阳小肠,足太阴、阳明经之药。禀天地清寒之气,为生津降火,凉血散热之要剂。《本经》主治消渴,身热,烦满大热,热散则气复,故又主补虚安中,凉血则血和,故主续绝伤,并除肠胃中痼热。苦寒能除湿,故主八疸,身面黄,唇③干口燥,短气。血凉则不瘀,故通月水;膀胱热解则小便不频,故能止小便利。是以肺火盛而咽喉蛾痹,脾火盛而舌口齿肿,或里热盛而气血不清,或郁烦扰而闷乱不安,或津液结鞕而口舌干燥,或痰火壅盛而咳嗽不宁,或痈肿已溃未溃而热毒不散,或虚热虚火而咽干不利,

---

① 果蓏:即栝楼。
② 果蓏之实,亦施于宇:出自《诗经·豳风·东山》。
③ 唇:原文作"脉",或系传写刻误,此段文字为作者对《名医别录》中瓜蒌相关内容的解读,考之原文系"唇干口燥"。

是皆火气郁结所致，而为实热之症，花粉并能治之。至其治渴之用，则又有别焉。从补药则治虚渴，从凉药则治火渴，从气药则治郁渴，从血药则治烦渴。然予考治渴之药，花粉治里渴，干葛治表渴。汗下之后，亡阳而作渴者，必用人参之甘温以生其津。阴虚火动，津液不能上乘而作渴者，必用知母之苦辛以滋其阴。又有五味子酸敛生津，其渴自止；麦门冬润燥生津，其渴不生。茯苓有利水活津之妙，乌梅有止水夺精之功，是皆止渴之剂也。苟斟酌失宜，反有害人者矣。若当用人参之甘温，而反与之沉寒，必致亡阳而脱阴。当用干葛之甘寒，而反与之苦寒，必致引邪而入里。毫厘千里之间，可不慎欤！实名栝楼，味苦甘，气寒，无毒，囫囵捣烂，以新瓦贮盛，置于风所，待极干，研细末，主痰喘咳哮，服之神效。子剥壳去油略存润性，味甘性润，甘能补肺，润能降气，胸中有痰者，乃肺受火逼，失其降下之令，得甘温润下之助，则痰自降，宜其为治嗽之要药也。又能洗涤胸膈中垢腻郁热，为治消渴神方。嘉谟所谓伤寒结胸必用，虚怯劳嗽当求，正此义也。若其去皮皱，悦颜色，熟下乳汁，炒止诸血，又其余技矣。

陈　　皮

即橘皮，他药贵新，此药贵陈，故名陈皮。处处有之，今多以广中来者为胜。纹细，色红而薄，内多筋脉，其味苦辛。市者或以柑柚，色黄皮充之。柑皮纹粗而厚，内多白膜，其味辛苦。柚皮最厚而虚，纹更粗，色黄，内多膜无筋，其味甘多辛少。柑皮犹可，若柚皮则悬绝矣。凡用入和中理胃药留白，入下气消痰药去白。

陈皮味苦辛，气温，味厚，阳中阴也，无毒，入脾、肺二经气分。盖脾为元气之母，肺为摄气之篇，故为理气之要剂。能散、能泻、能温、能补，化痰治嗽，顺气理中，调脾快膈，其功当在诸药之上。《本经》主胸中瘕热逆气，利水谷，久服去臭，下气，通神。《别录》治气冲胸中，吐逆霍乱，脾不能消谷，止泄，除膀胱留热，停水起淋，利小便，去寸白虫。甄权以之破癥瘕痃癖，时珍以之疗痰痞痃疟,大肠闷塞,妇人乳痈等,而总之一理气足以尽之。故尝见霍乱吐泻,气之逆也,陈皮可以顺之。泄泻下痢,气之寒也,陈皮可以温之。关格积聚,气之闭也,陈皮可以开之。风寒暑湿,气之抟也,陈皮可以散之。七情六欲,气之结也,陈皮可以舒之。即如通五淋,疗酒病,利小水,去寸白,以及脚气冲心,膀胱留热,皆指理气燥湿之效而为言也。然考之《本草》,同竹茹治呃逆因热,同干姜治呃逆因寒。同白术则补脾胃,单则损脾;同甘草则补肺,单则泻肺。观此,则陈皮虽有散泻温补之能,亦视所配而为功,又奚可于亡液自汗,元虚吐血等症,概用之而不避其辛散之祸哉!古人治血证不用气药,恐迫血妄行也;气病不用血药,恐滞气不行也,用者详之。橘瓤酸者聚痰,甘者润肺,然多食亦生痰,滞肺气。核入足厥阴,研末酒饮,主治肾疰腰痛,小肠疝气,及阴核肿痛,诸在下之病,不独取象于核也。又治酒齄鼻赤,研末一钱,胡桃肉一个,擂酒服。叶入厥阴行肝气,消肿散毒,乳痈胁痛,用之行经。一方绞汁单服,吐脓即愈。瓤上筋膜,煎汤治醉吐发渴。

青　皮

即橘之未黄而色青者,薄而光,其气芳烈,今人多以小柑、小柚伪之,不可不辨,入药去瓤,切片醋炒。

青皮味苦辛,气烈微寒,味厚,沉也,阴也,阴中之阳,无毒。本与橘红同种,但红熟青生。红者浮而升,入脾、肺气分;青者沉而降,入肝、胆气分。因别之为陈皮治高,青皮治低,以功力大小有不同耳。故《本草》之破坚癖,散滞气,去下焦诸湿,左胁肝经积气,或小腹疝气,或肝火目疼,或痰涎壅结,此皆肝木之邪盛,脾土之气衰,木来侮土之意也。用醋炒青皮,以酸入肝,以苦治邪,又以微寒之气,止痛开结,引入厥阴以伐肝平木,则可无土被木克之患矣。嘉谟曰:久疟热甚,必结癖块,俗云疟母也。宜多服清脾汤,内有青皮疏利肝邪,则癖自不结,此其一征也。然主于行气,有滞气,则破滞气;无滞气,则损真气。病已亟停,老弱勿用。

厚　朴

其木质朴而皮厚，故名。陕西川蜀多生，不如梓川者，厚而紫色有油，薄白者不佳。树高三四丈，经一二尺，叶如槲叶，四季不凋，多有鹊宿于其上，粪毒狼籍，宜去粗皮，姜汁炒用。

厚朴味苦辛，气大温，属土有火，阴中之阳，无毒。干姜为使，恶泽泻、硝石、寒水石，忌诸豆，误食动气，入太阴脾经、阳明胃经。味辛可以提其滞气，为理气行气之要药。所以气滞于中，郁而不散，食积于胃，羁而不行，为腹痛胀满之症者，惟厚朴之辛温可以条达而舒畅之。盖取结者散之之义，故平胃散用之，佐以苍术，正为泻胃中之湿，平胃土之太过，以致于中和而已。初非有补益脾胃之论也，乃《本草》亦言厚朴能治中风，伤寒头痛，温中益气，消痰下气，厚肠胃，去腹满者，其果泄气乎，其果益气乎？盖尝考其制用之详，与枳实、大黄同用则能泄实满，所谓消痰下气是也；与橘皮、苍术同用则能除湿满，所谓温中益气是也。与解散药同用则治伤寒头痛，与泻痢药同用则厚肠胃。大抵其性味辛苦而温，苦能下气故泄实满，温能益气故散湿满也。然气之盛者用无不效，气之虚者还宜忌之。元素谓孕妇宜忌，正虑此尔。又有气实人，误服参、芪补气之药，多致胀满喘闷者，宜此泻之，不在禁例。

牛　膝

其茎有节似牛膝，故名。今处处有之，谓之土牛膝，不如怀庆者为良。苗茎三四尺，青紫色，有节如鹤膝牛膝状，头叶两两相对，秋结实甚细，根极长大，至三尺而柔润。又云：茎紫节大为雄，青细为雌，以雄为胜。

牛膝味苦酸，气平，无毒。忌牛肉、牛乳，畏白前，恶萤火、龟甲、陆英，性走而能补，善于下行，入肝、肾二经。主治寒湿痿痹，四肢拘挛，膝痛不可屈伸者,盖肝脾肾虚则寒湿之邪气客之而成痹,及四肢拘挛,膝痛不可屈伸。此药既禀地中阳气以生,又兼火木之化,走而下行,其能逐寒湿而除痹也必矣。盖补肝则筋舒,下行则理膝,行血则痛止。逐血气,犹云能通气滞血凝也,伤热火烂血焦枯之病也,血行而活,痛自止矣。其能堕胎亦取行血之义。若伤中少气,男子阴消,老人失溺,皆肾不足之候,脑为髓之海,脑不满则空而痛,腰乃肾之腑,脊通髓于脑,肾虚髓少则腰脊痛,血虚而热则发白,虚羸劳顿则伤犯,肝藏血,肾藏精,峻补肝肾则血足而精满,诸症自瘳矣。血行则月水自通,血结自散,而一切癥瘕积聚、金疮折伤、竹木刺肉等症,皆可推而治之。而要之总其大纲则不出于酒蒸能补肝肾,生用能去恶血二者而已。其治腰膝骨痛、足痿、阴消、失溺、久疟、伤中少气诸病,取其补肝肾之功也。其治癥瘕、心腹诸痛、痈肿、恶疮、金疮、折伤、喉齿、淋痛、尿血、经候、胎产诸病,取其去恶血之力也。又能引诸药下行,奔走如飞,故筋骨痛风,在腰腿跗踝之间者,必加用之,斯其为牛膝之能事欤!

升　麻

其叶似麻,其性上升,故名。旧出宁州者第一,形细而黑,极坚黄,削皮青绿色,谓之鸡骨升麻;今人惟里白外黑而紧实者,谓之鬼脸升麻。去须及头芦,㕮用。

升麻味苦甘,气平微寒,气味俱薄,浮而升,阳也,无毒。禀天地清阳之气以生,为足阳明、太阴引经药。得葱白、白芷亦入手阳明、太阴,升阳气于至阴之下,缓带脉之纵急。春气生而上升,升麻正得之,故《本经》主解百毒,其杀百精老物殃鬼,辟瘟瘴气邪气,蛊虫入口皆吐出者,以其感清阳之气,必能破幽暗也。又曰:中恶腹痛、时气毒疠、头痛寒热、风肿诸毒者,升麻味甘性升,甘则和,升则散,和而散,故克主之。喉痛喉疮者,手少阳、足阳明、太阴热极故也,散三经之火,则二证自愈。元素尝约之曰:其用有四,一为手足阳明引经,一升阳气于至阴之下,一去至高之上及皮肤风邪,一治阳明头痛。洞足以盖其义矣。故吾于内伤元气，脾胃虚败，下陷至阴之分者，或醉饱房劳，有伤阳气，致陷至阴之中者，尝用升麻以升提之。又或呕吐下利，过伤脾胃，或小腹少腹，急疾作痛，或大小便后重窘迫，或湿热镇坠腰膝，或疮肿下陷黑紫，或风寒发散无汗者，尝用升麻以发散之，又升提之。而且附以葱白，散手阳明之风邪；附以石膏，止阳明之齿痛；附以柴胡，引升发之气上行；附以葛根，以发阳明经汗。引甘温补气之药上升，以补卫气之散而实其表。于犀角地黄汤内，尝用升麻以代犀角，引药同入阳明经，鲜有不效者。盖深见其经之所入，性之所主也。然东垣有云：人初病太阳风邪，便服升麻葛根汤，不惟不能去病，反引太阳邪气入于阳明而不能解，谓之引寇入门。时珍云：痘疹初发热时，可用解毒；已发后，或溺或泄泻者，亦可少用；见斑之后，必不可用，恐其解散也。仲淳于《经疏》之后，特注吐血、鼻血、咳嗽多痰、阴虚火动、肾经不足，及气逆呕吐、惊悸、怔忡、癫狂等症，法并忌之，为其属阳而性升也。施用之际，宜加审焉，若《本经》所载久服不夭，轻身长年之说，必非发散之药所能，吾不敢问其详矣，或以待后之阐者。

羌、独活

此草生西羌郡县，名羌活；又一茎直上，得风不摇，无风自动，即名独活。独活，即羌活母也，本非二种，后人因见紫色而节密者，其体实，其气雄，别为羌活；黄色而作块者，其体虚，其香细，别为独活，今从之。又有一种独活，亦自蜀中来，类羌活，微黄而极大，收时寸解之，气味芳烈，类独活有槐叶气，京下多用之极效，意此为真者，市人或择羌活之大者为之，殊未当。近时江淮山中，出一种土当归，长尺许，白肉黑皮，如白芷气，用充独活，解散亦或用之不可不辨。或云：中国者为独活，西羌者为羌活。

羌活

味苦甘辛，气微温，气厚于味，浮而升，阳也，无毒。禀天地正阳之气以生,本手足太阳表里引经药,又入足少阴、厥阴,与独活并能逐风胜湿,透关利节。但其气雄而不细,其体轻而不重,其气清而不浊,其味辛而能散,其性行而不止,故能上行于头,下行于足,小无不入,大无不通,散肌表八风之邪,利周身百节之痛。故凡头痛目疼,身热恶寒,四肢拘急者,风寒之症也,以此辛温之剂,而配以发散之药,无有不痊。或头痛目眩,四肢怠惰,不能屈伸,腰疼拘挛,不能俯仰者,风湿之症也,以此苦辛之剂,条达乎肢体,通畅乎血脉,攻彻乎邪气,无有不愈。疮症以之而发散,因其苦辛而微温也。目症以之而治羞明瘾涩,肿痛难开,因其辛散而苦下也。风症以之而治痿痉癫痫,麻痹不仁,厥逆强仆,因其味辛以攻脏腑,气温以散肌表也。好古谓其治足太阳风湿相搏头痛,肢体痛,一身尽痛者,非此不能除,乃拨乱反正之主君药,当夫!

独活

味甘苦辛,气温味薄,与羌活无异,均为治风之药,但其香细,专入足少阴气分。善行血而温养荣卫之气,故主治足少阴风疾,如颈项不能屈伸,腰膝不能俯仰,或伏风头痛,或两足湿痹不能动止,皆风与寒之所致,暑与湿之所伤也。非此剂之甘温以荣养其气血,辛温以荡涤其邪秽,不能治之,而太阳之症不及焉,此羌、独活之大同小异如此。但其性甚燥,医者必审知其为真中风,而或口眼歪斜,或口噤不语,或手足瘫痪,左右不仁,或刚痉、柔痉方可与诸风药并用之。若或南方风气柔弱,质脆气盛之人,多热多痰,亦至猝倒如真中风状,而寻其病之自来,则由气血两虚,水不制火,而或误投风药,必致气血愈虚,津液愈竭,是谓之虚虚也!又有血虚及遍身痛,骨疼,因而带寒热者,用之反致乖剧,疑似之间,可不审哉!

防 风

防者,御也,其功疗风最要,故名。出处甚多,凡使以黄色而润,头节坚如蚯蚓者佳。白者多沙条,叉头者令人发狂,叉尾者发人癫疾,并勿用。

防风味辛甘,气温,气味俱薄,浮而升,阳也,无毒。能杀乌附大毒,畏草
蘚,恶藜芦、白蔹、干姜、芫花,禀天地之阳气以生,为手足太阳经本药,为脾、
胃二经引经药。身半已上风邪用身,身半已下风邪用梢,乃治风去湿通用之
仙药也。升发而能散,故主大风头眩痛,恶风,风邪,风行周身,骨节疼痛,胁
痛胁风,头面去来,四肢挛急,字乳金疮,三者因伤于风而成内痉。又主目无
所见,因中风邪不见也;主烦满者,亦风邪客于胸中,故烦满也;风、寒、湿三
者合而成痹,祛风燥湿,故亦主痹也。然治头目风,必配以芎、芷上行;治腰
膝风,必配以羌、独下行。治血风必配当归,治脾风必配白术,治热风必配
芩、连,治目风必配连翘,则防风虽为风药中润剂,无往不行,又不能单行独
用,必各随所引而至,盖卒伍卑贱之职也。东垣曰:补脾胃药中用之,取其
引经也。脊痛项强,不可回顾,腰似折,项似拔者,用之乃手足太阳本症也。
疮在胸以上,虽无手足太阳症,亦用之,为能散结祛上部风也。病人身体拘
倦者用之,诸疮见此症者亦用之,以其并属风也。能泻肺实,风能胜湿也;能
开郁结,甘能缓结也。钱仲阳泻黄散中倍用防风,乃于土中泻木也,然专主
上焦风邪,若误服泻上焦元气,用者审之。

白　芷

释名白茝[①],《字说》云:茝香可以养鼻,可以养体,与兰同德,故骚人以
兰茝为咏。古人谓之香白芷,所在皆生,吴地尤多。采时若四条一处生者,
名丧公藤,勿用,今人寸截,拌石灰晒收,为其易蛀,并欲色白也,入药微焙。

白芷味辛,气温,气味俱轻,阳也,无毒。当归为使,恶旋覆花,制雄黄、
硫黄。得地之金气,兼感天之阳气,性善祛风,为手阳明引经本药。同升麻,
则通手足阳明经,亦入手太阴经,故所主之病,不离三经。如阳明头痛,热厥

---

① 茝:音 chǎi,古书上说的一种香草,即白芷。

头痛,头风,浸目泪出,鼻渊,鼻衄,齿痛,眉棱骨痛,三经之风热也,白芷之辛能散之。如女人漏下赤白,乳痈,发背,瘰疬,肠风痔漏,疮痍疥癣等症,三经之湿热也,白芷之温能除之。为阳明主药,亦可散结,故又治血病,胎病,而排脓生肌,止痛。香入脾,所以止呕吐,两胁风,头眩,目痒,是皆气味芳烈,通入九窍表汗祛风之效也。吾尝因其所能,而酌之以佐加紫苏、麻黄,使之解表而外泄风寒;加防风、荆芥,使之驱风而散达皮肤;加藁本、川芎,使上行头目;加天麻、僵蚕,使之追逐面风;加山栀、黄芩,使清风热于肌表;加独活、苍术,使散风湿于四肢;加黄芩、黄连,使清湿热于肠胃;加羌活、独活,使除痛痒于一身。合上下中表肌肤毛窍之间,以之散寒,以之驱风,以之燥湿,鲜有不验者。然其性升而温,风邪之呕吐可治也,而呕吐之由火者弗治;漏下赤白可治也,而阴虚火炽,血热所致者弗治;痈疽未溃可治也,而已溃者,虽用亦宜渐减,是又不可不审者也。

紫　　苏

苏,从稣,舒畅也。苏性舒畅行气和血,故谓之苏。处处有之,以肥地面背皆紫者为佳。夏采茎叶,秋采子,干用。

紫苏味甘辛,气微温,无毒。忌与鲤鱼同食,生毒疮。得天阳和之气,而兼地之金味,入手少阴、太阴、足阳明经。其味辛,入气分行气;其色紫,亦入血分和血。《本经》并主下气,除寒中,以其辛能善散,温能通气故也。子尤良者,以其善降气也。孟诜用茎以除寒热,治一切冷气。《日华》用茎以补中益气,治心腹胀满,霍乱转筋,开胃下食,止脚气,治大小肠。苏颂用茎以通心经,益脾胃。时珍用茎以解肌发表,散风寒,行气宽中,消痰利肺,和血,温中止痛,定喘安胎。甄权用子以治上气咳逆,冷气,及腰脚中湿气,风结气。《日华》用子以治霍乱呕吐反胃,消五膈,消痰止嗽,润心肺。宗奭用子以治肺气喘急,皆分别以取效者也。故吾尝同橘皮、砂仁,以行气安胎;同藿香、乌药,以温中止痛;同香附、麻黄,以发汗解肌;同芎䓖、当归,以和血散血;同木瓜、厚朴,以散湿解暑,治霍乱脚气;同桔梗、枳壳,以利膈宽肠;同杏仁、莱菔子,以消痰定喘。盖深见其不独治气,而兼能和血也,而又别为三等:如头痛骨疼,肢节不利,宜于散风解表者用叶,以叶为上发之枝节也。如宽中利膈,安胎顺气等症,体之稍虚者用茎,盖茎之用,虽本与叶同,而其下诸气,则比叶为稍缓也。又如定喘下气,消痰开郁,心腹胀气,咳逆冷气,腰脚湿气,二便闭气,宜清利于上下之间者用子,以子能散结,而兼有润下之力也。如是则可无混投之患矣。然今人以其气芳,多作苏汤朝暮饮之,而不知其性善散,虽能下胸膈浮气,久则泄人真气。若脾胃寒者,又往往多致滑泄而不觉,谁谓紫苏乃尝用之物哉?

荆　芥

一名姜芥,一名假苏,总是一物。曰姜、曰苏、曰芥,皆因气味辛香,如苏、如姜、如芥也。生汉中川泽,今处处有之,似落藜而细,初生香辛可噉[①],人取作生菜。古方稀用,近世医家为要药,并取花实成穗者曝干用。

荆芥味辛苦,气微温,浮而升阳也,无毒。反驴肉,大忌无鳞鱼,得春气,性善走散而升,能上行头目,行肝经血分,入血分之风药也,故能发汗。《本经》主寒热,鼠瘘,瘰疬,生疮,破结聚,下瘀血,除风湿痹。盖实热必由邪盛而作,散邪解肌出汗,则寒热而愈。鼠瘘由热结于少阳、阳明二经,火热郁而成,瘰疬亦属二经,生疮血热有湿也,凉血燥湿,疮自脱矣。破结聚气者,辛温解散之力也。下瘀血,入血分辛以散之,温以行之之功也。痹者风、寒、湿三邪所致,祛风、燥湿、散寒则痹自除矣。所以时诊谓其能祛风邪,散瘀血,破结气,消疮毒,而又括之以为风病、血病、疮病之要药,非虚语也。《千金方》用铺床作枕,治头顶风强;同葱根捣汁漱口,治风热牙疼。经验方,同青

---

① 噉:同"啖"。

薄荷汁熬膏为丸,治一切偏风口角㖞斜。又茎穗为末,酒调治中风口噤,贾丞相[1]谓之再生丹。又以豆淋酒调,或童便调服,治产中风,口噤,角弓反张,产后血晕,不省人事,四肢直强,或灌口,或灌鼻。许学士谓有神圣功,戴元礼许为产后要药,皆有神验则其为血家风药也,洵矣哉。但其性主升主散,病人表虚有汗,血虚寒热,不因于风湿风寒,阴虚火炎面赤,因而头痛者,慎勿误人。

半　夏

《礼记·月令》[2]:五月生,当夏之半也。或云小柴胡汤中加之,以治伤寒寒热,半助柴胡,以主恶寒,半助黄芩,而能去热,皆有各半之意,故因而名曰半夏云。今第一出青州,吴中亦有,以肉白者为佳,不厌陈久,故同橘皮用,谓之二陈。生嚼戟喉,宜汤洗尽滑水,加姜、矾少许,沸汤热煮,切用。或捏小饼阴干,谓之半夏曲,此片力稍柔。

半夏味辛微苦,气平,生寒,熟温,阴中阳也,有毒。射干、柴胡为使,恶皂荚,畏雄黄、生姜、干姜、秦皮、龟甲,反乌头,忌羊血、海藻、饴糖。得土金之气,兼得乎天之燥气,入足太阴、阳明、少阳,亦入手少阴经。其功长于燥湿胜水,故能散风寒,利痰涎,燥郁湿,温内寒,止呕哕。按《经疏》云:辛温善散,故主伤寒邪在表里之间,往来寒热。苦善下泄,邪在胸中,则胁下坚,胸胀咳逆。邪在上焦则头眩,邪在少阴则咽喉肿痛。《别录》亦谓其能消心腹胸膈痰热满结,咳逆上气,心下急痛坚痞,时气呕逆,亦皆邪在上焦之所致,故悉主之也。中焦者足太阴之所治也,有湿有热,清浊不分则肠鸣,湿热胜则自汗,入足太阴,故并主之。辛能散结,故消痈肿。脾家湿热,则面色痿黄,实脾分水燥湿,则前症俱除,面目因而滑泽矣。辛温有毒,故有堕胎。半

---

① 贾丞相:即南宋奸相贾似道。中风口噤:荆芥穗为末,酒服二钱,立愈,名荆芥散。贾似道云:此方出《曾公谈录》,前后用之甚验。其子名顺者,病此已革,服之立定,真再生丹也。
② 《礼记·月令》:原作《礼·月令》,今补"记"字,使其文字表达更规范、准确。

夏之能事,洵有然者,然考之古方,其用之最多者,莫若诸痰。夫痰者,因咳而动脾之湿也,脾无留湿不生痰,故脾为痰之标,肾为痰之本。半夏能入脾以行湿,湿去则上燥,痰涎不生,所以为流湿润燥之剂也。嘉谟曰:火痰黑,老痰胶,加苓、连、栝楼、海粉;寒痰清,湿痰白,加姜、附、苍术、陈皮;风痰卒中昏迷,加皂角、天南星;痰核延生肿突,加竹沥、白芥子。痰厥头疼可劫,痰饮胁痛可止,则痰之在标而为寒痰、风痰、湿痰、食痰者,半夏其必用之药矣。而又有不可用者,如咳嗽吐痰,痰中带血,为阴虚肺热所致者,若误投之则津液愈枯,肺家愈燥,阴气愈虚,浓痰愈结,必致声哑而死,以其辛温性燥也。故古人于半夏条立三禁,谓血家、渴家、汗家。责在司命,慎之慎之!生半夏消痈肿成颗者,生摩敷蝎子螫人,涂上即愈。妇人产后晕绝,为丸塞两鼻,能顷刻回苏,此扁鹊捷法也。

大　黄

大黄,其色也,一名将军,取骏快之意,推陈致新,如勘定祸乱以致太平,故得上人之号。出蜀州、河东、陕西州郡,形同牛舌,以重实锦文为佳。凡用有蒸有生,有蒸来时皆以火石煿干货卖,更无生者,入药亦不须更多炮炙蒸煮。

大黄味苦气寒,味极厚,沉而降阴也,无毒。黄芩为使,无所畏,忌冷水、黑干漆,得地之阴气独厚,得天之阳气亦深,入足阳明、太阴、厥阴,并入手阳明经。味厚则发泄,故其性猛利,善下泄,推陈致新,无所碍,所至荡平,有勘定祸乱之功,因号将军。味厚则入阴分,阴者血也,故《本经》主治瘀血,血闭,寒热,癥瘕积聚,留饮宿食,荡涤脾胃,通利水谷。其曰调中化食,安五藏者,盖因脏腑积滞既去,则热邪散而中自调,脏自和也。《别录》又主平胃下气,除痰热,肠间结热,心腹胀满,女子因寒血凝闭而作胀,少腹痛因于血闭,及诸老血留结,皆由通利开导之力所致也。总之此药乃除实热燥结,下有利积滞之要品。所以蕴热诸症,大便燥而不行者,非此沉寒不能疏;痈肿初发,肌欲溃而成脓者,非此苦寒不能散。气实之人,气常有余,或因怒气郁结,致令中气闷而大便结者,与之桔梗二陈之剂,少加酒蒸大黄,妙不可述。好饮之人,酒常太过,或其脉弦洪长大,亦令中气满而大便闭者,与之连、苓、二陈之剂,量加火煨大黄,妙亦难穷。又有跌扑损伤,瘀血闭而不行,用桃仁、红花之类,必加以酒洗大黄;阳明胃火,涎痰壅盛,喉闭乳蛾,腮颊肿痛而连口齿,用清痰石膏之剂,亦用生大黄,此皆审其实而与之也。润产后去血过多,血虚秘而不行者,只当养血以润之,不可不用大黄以行之。老人虚秘,当用麻仁丸;虚人痰秘,当用半硫丸,亦不可大黄以通之。光明科以之治目,惟初发时泻火为佳。疮肿科以之散热拔毒,惟红肿时解毒为妙。即仲景治心气不足,吐血衄,泻心汤用大黄、黄芩、黄连,非谓心不宜补也,正以心气不足,则邪火客之,故令吐衄,虽则曰泻心,实则泻其火也。又治心下痞满,按之软者,用大黄黄连泻心汤主之,此亦泻脾胃之湿热非泻心也,用宜慎之。大抵功效之速者,其杀人亦速,元虚之人,必不可用,恐正气虚而亡阴也。脉势无力,亦不可用,恐大便行而不止也。风寒表症未解,不可用,恐阴与阳争而变症也。伤寒当下,脉势无力不可用,恐阴盛则毙也。故曰:阳症下之早者为结胸,阴症下之早者成痞气,用大黄者之误也。

麻　　黄

名义未详,或云其味麻,其色黄,未审然否。近汴京多有之,以荥阳、中牟者为胜。俗说有雌、雄二种,雌者于三四月内开花,六月结子,雄者无花不结子,至立秋后,收茎阴干,其形中空。更有一种状如麻黄,而中坚实者,名云花草,只治马疥,不可不辨。凡用须折去根节,水煮十余沸,以竹片掠去上沫入药,以沫令人烦,根节能止汗故也。

麻黄味苦辛,气温,气味俱薄,轻清而浮,升也,阳也,无毒。厚朴、白薇为使,恶辛夷、石韦,禀天地清扬刚烈之气,手太阴之药,入足太阳经,兼入手少阴、阳明。轻可取实,故疗伤寒为解肌第一。《本经》主中风,伤寒头痛,瘟疟,发表出汗，去邪热气者，盖以风寒湿之外邪，客于阳分皮毛之间，则腠理闭拒，荣卫气血不行能，故谓之实。此药轻清，其象略同葛根，故能去其壅实，使邪从表散也。又主咳逆上气，除寒热者，风寒郁于手太阴而为咳逆，邪在表为寒热也。《别录》主五脏邪气缓急。风胁痛者皆卫实之病也，卫中风寒之邪既散，则上来众症自除矣。其曰消黑斑毒，若在春夏，非所宜矣。洁古云：麻黄去营中寒邪，泄卫中风热，真确论也。故吾尝于伤寒之症，用麻黄大发其汗，尽出其寒邪，以能入太阳经散而不止，非若紫苏、白芷、葛根轻扬解表而已。仲景常配桂枝以煎汤，盖桂枝治卫虚之药，麻黄治卫实之药，虽俱治太阳经，其实乃营卫药也。肺主卫，心主荣，麻黄入手太阴，桂枝入手少阴，故冬月伤寒伤风咳嗽者，用麻黄、桂枝是汤液之源也。又曰：春末夏秋勿用，盖因其时已变温热，惧其清扬难抵也。又尝配天花粉治乳痈，下乳汁取其辛能发散，辛通血脉也。又尝配半夏，治哮喘咳嗽，以气之闭者，宜辛散之也。抑又论之苗能发汗，而根又能止汗何也？根苦而不辛，盖苦为地中之阴，阴当下行，而麻黄之根亦下行，所以止汗。《经》云：味之薄者，阴中之阳，苗虽属阴，而气味俱薄，则阴中有阳，所以发汗而升上，不离乎阴阳之体也。但其性轻扬发散，为入肺之要药，若自汗、盗汗、肺虚、多热、多痰、咳嗽、疮疹、热甚、中风、瘫痪等，皆宜禁用。汗多亡阳之戒，非臆说也！《经》曰：多服令人虚，先圣已叮咛之矣。

葛

葛从曷，谐声也，曝干用，故称干葛，惟用根故称葛根。今处处有之，浙江犹多，其藤蔓延寸成缔绤，五月五日，采根曝干，以入土深者为佳，取生根捣烂如作天花粉法，名葛粉，并可除毒。然入土五六寸者名葛股，股者颈也，服之令人吐，以有微毒，用时宜选入土深者去皮用。

葛根味甘平，气寒，性轻浮无毒，能杀野葛、巴豆百毒。禀天地轻扬发生之气，入足阳明胃经，解散阳明经温病热邪之要法也，故主消渴身大热，热壅胸膈作呕吐。发散而升，风药之性也，故主诸痹生气升腾，故起阴气。甘者土之冲气,春令小阳,应兼微寒,故解诸毒,及疗伤寒中风头痛,解肌发表,出汗,开腠理。甘能和血而除热,故又主风,金疮止痛,及胁风痛,此《本经》《别录》所治为此。而徐用诚[①]又尝约之曰其用有四:能止渴,能解酒,能发散表邪,能发疮疹难出。无疑为解表之药矣。若其用法则有与苏、麻不同者何也? 盖辛温可以攻表,甘寒可以泻火,干葛其甘寒者也,麻黄辛温,能大汗以发表邪,故太阳伤寒症用之,紫苏甘温轻扬亦能发汗,故风寒之在分腠间者用之。至伤寒之症风邪未解,而其汗自来温疫之症,自汗大来,而表邪尤甚,既不可投以发汗之药,而又不可重以辛温之剂,于此而议解表,则惟干葛之甘寒可以清肌而退热也。否则舍干葛而用辛温,非惟表邪空虚,亦且多汗亡阳矣。然太阳初病勿宜用,恐其反引邪气入阳明也。瘢痘已见红点者,勿宜用,恐表反增斑烂也,治者亦宜辨之。生根捣汁大寒,专理天行时病,止热毒吐衄,去热燥渴消,妇人热闷能苏,小儿热痞堪却。粉甘冷止渴,利大小便,解酒去烦热,压丹石解鸠鸟毒。花消酒及肠风下血,子治下利十岁以上,叶捣烂敷金疮,蔓烧灰研服治卒喉痹。

香　附

即莎草之子,其根相附,连续而生,可以合香,故谓之香附。生田野间处处有之,二月、八月采根,其根有子一二枚,子上有黑细毛,大者如羊枣两头尖,阴干以火燎去毛,于石臼中捣之,切忌铁器。或生,或以酒醋盐水童便水浸炒,各从本方。

香附味辛,微甘温,气微温而香,气厚于味,阳中阴也,无毒。入足厥阴肝经、手少阳三焦,气分主药,兼通十二经气分,为血中气药,诸凡血气方中所必用者也。气平则大寒,香则能窜,味辛则能散,苦则能降,甘则能和,故本草以主快气开郁,逐瘀调经,皮肤瘙痒,霍乱吐逆,崩漏下血,乳肿成痈,消宿食,止泄泻,充皮毛,长须发,除胸中热,久服令人益气,皆为其有行气调血

---

① 徐用诚:明代医家,字彦纯。明初浙江山阴(今浙江绍兴)人,为名医朱震亨弟子。取成无己、张元素、李杲、朱震亨诸家之说,撰成《本草发挥》三卷,刊行于世。

之力也。然用之之法，有熟、有生，有炒黑、有盐炒，有醋炒、有酒制、有便制，各有不同。生则上行胸膈外达皮毛，故开郁行气，皮肤瘙痒者用之。熟则下走肝、肾，外彻腰足，故下焦气血不和，泄泻吐逆者用之。炒黑能止血，故妇人崩漏下血者用之。咸乃润下之物，软坚之物也，或喘或满，或积聚郁痞，坚实而不行者，用咸炒。醋酸能敛血，附、辛又能行血，故胎前产后，崩漏淅沥者，用醋炒。至如酒通血脉者也，若癥瘕积聚，跌扑损伤肿毒已溃未溃，死血瘀血，积滞于中者，非附不能行其气，非酒不能行其血，故以酒制之。童便乃阳之精也，若血虚之症，去血过多，阴无所附，惟得阳之精以为依倚，非附不能养其气，非便不能倚其血也，故以便制之。然此特言其本药之能事也。时珍又曰：得参、术则补气，得归、芐①则补血，得木香则流滞和中，得檀香则理气醒脾，得沉香则升降诸气，得芎䓖则总解诸郁，得栀子、黄连则能降火热，得茯神则交际心肾，得姜汁则化痰饮，得茴香、破故纸则引气归元，得厚朴、半夏则决壅消胀，得紫苏、葱白则解散邪气，得三棱、莪术则消磨积块，得艾叶则治血气暖子宫，此又药之佐使也。合而观之，总为气病之司主，故气分以之为君药，能引血药至气分而生血，故因而称之曰妇人要药，非谓宜于女人，不宜于男子也。然更有易疑者，如本草诸方用逐瘀血调经是下气而推陈也，用治崩漏不止是益气而止血也。又曰：引血药至气分而生血是又能补矣，抑何言相背戾，而相矛盾耶？虽然是亦阴生阳长之义耳，本草不言补，而方家惟于下老汤用之，于老人有益，意有存焉。盖于行中兼有补，补中兼有行，正如天之健运不息，生生无穷，同一理也，夫何疑乎。

前　胡

按孙愐《唐韵》②作湔胡，名义未详。前胡有数种，而总以出吴兴者类柴

---

① 芐：即地黄。
② 孙愐《唐韵》：孙愐，中国音韵学家。籍贯、字号均不详。唐玄宗（李隆基）天宝时为陈州（今河南淮阳）司马。精音韵之学，尝刊正隋陆法言之《切韵》，并增字加注，于天宝十年（751）编撰成《唐韵》五卷，已佚。现存《唐韵》卷首孙愐《唐韵·序》。

胡而柔软,皮黑肉白,气芬烈,味涩苦者为胜。修治:用刀刮去苍黑皮,以竹沥浸冷润日干用。

前胡味苦辛,微寒,无毒。半夏为使,恶皂荚,畏藜芦,得金土之气,感秋冬之令,入手太阴、少阳,寒而能降,其功长于下气。故《别录》以之治痰满,胁胸中痞,反胃呕逆,气喘咳嗽诸症。盖下则火降,痰亦降矣,所以有推陈致新之绩,为痰气要药。又曰治伤寒寒热,风头痛,及时气,内外俱热,单煮服之,取其辛能驱逐邪风也。概观其祛热散邪之用,似与柴胡同功,然其气味经络治病,皆有不同者。柴胡气味苦寒,前胡气味苦辛;柴胡纯阳上升,入少阳、厥阴;前胡阳中之阴,入太阴、太阳;柴胡治半表半里之间,以清往来之热;前胡专攻初表之时,以清肌表之热。故伤寒初起当用前胡以散表邪,若使用柴胡于初起,则苦寒之性,必引邪入太阳矣。邪在表里之间者,又当用柴胡以清肌热,若使用前胡于表里。则汗多亡阳可立而待矣,二者之间,不可不审。

桃　仁

桃性早花,易植而子繁,故字从木兆,十亿曰兆,言其多也。桃品甚多,惟山中毛桃,即《尔》①所云榹桃者,小而多毛,核黏味恶,其仁充满多脂,可入药用。盖外不足者,内有余也。七月取仁阴干,凡使行血宜连皮尖生用,使润燥活血宜汤浸去皮尖炒黄用,或麦麸用炒,或烧存性,各随本方,惟双仁者有毒不可用。

桃仁味苦甘气平,苦重于甘,阴中阳也,无毒。香附为使,入手足厥阴经血分药也。苦以泄滞血,甘以生新血,故血闭可开,血聚可散,血实可破,血瘀可行,血积可除,血燥可润,血积可通,血损可和。其曰治燥,因性润而可以治燥也;其曰润肠,因味厚而可以润肠也;其曰杀虫,因破血而有以杀虫

---

① 《尔》:此处即《尔雅》。

也;其曰必下坚硬,除卒暴击血,通月水止心腹痛,皆取其破血生血和血之义。又曰和蜜涂手面良,盖能行皮肤之滞血也。东垣概以其用有四:一治热入血室,一泄腹中滞血,一治皮肤血热燥痒,一行皮肤滞凝之血,已尽桃仁之用矣。若其传尸鬼疰,疟疾寒热,瘴疬魇寐等,古方每著其多验,不过辟邪之余意耳。花降利大肠甚快,用以治气实人,病水饮肿满积滞,大小便闭塞者,则有功无害。亦治风狂,亦杀鬼疰,然久服能耗人阴血,损元气,则《本草》皆言酒积久服,除百病悦泽人面,良难尽信。实多食作热,能发丹石毒,令人膨胀,生痈疖,饱食入水浴,令人成淋,及寒热病。食桃致疾者,收桃枭烧灰服,暂吐即金。作脯食益颜色,肺之果,肺病宜食之。桃枭,即实之著树自干,经冬不落者。《家宝方》①谓之神桃,言其辟恶也,能杀百精鬼物,伏梁结气。烧灰油敷小儿头上肥疮软疖。若吐血诸药不效者,烧存性研末,米汤调服立止。叶除尸虫,出疮中小虫,取汁饮之。又诸虫入耳,取桃叶熟挼,塞两耳中即出。女人阴中生疮,如虫咬疼痛者,可生捣叶,棉裹纳阴中,日三四易,即瘥。又疗伤寒时气,风痹无汗,发汗发不出者,其法烧地令热,去火,以少水洒之,布干桃叶于上,厚二三寸安席叶上卧之,温覆得大汗,被中敷粉极燥便瘥,然此法禀气弱者有促寿之戒。茎治卒心痛,取东行桃枝,酒煎顿服大效。天行疫疠,取东向桃枝,熬汤浴之甚佳。根白皮,取东向根枝,细如箸者一握,以水一大升煎一小升,治疸黄如金。桃胶性流,治石淋血淋作痛,痘魇黑陷发搐者,用桃胶煎汤饮大效。

杏　仁

杏字篆文,象子在木枝之形,名义或以此。杏种甚多,然植于园圃者,可作果食,惟山杏可收杏用耳。凡使以汤浸去皮尖,炒黄或用面麸炒。时珍

---

① 《家宝方》:即《卫生家宝方》,医方著作,又名《卫生家宝》。共六卷,另有卷首一卷。宋朱端章辑,徐安国补订,刊于1184年。卷首为方剂目录,药件修制总例(记录300余种药物的炮炙法);卷一至六分为内、外、妇、儿各科病证验方,共43门,880余方。现仅存日本丹波元简抄残本(缺卷一及卷六)。

曰：治风寒肺病药中亦有连皮尖用者，取去其发散也。双仁者杀人，勿用！

杏仁味甘苦，气温，有小毒。恶黄芩、黄芪、葛根，畏襄草①。入手太阴肺经，清肺之药也，复入阳明大肠，润大肠之燥。故肺气不利，而咳逆喘急；肺受风寒，而咳嗽有痰；肺气郁闭，而为大肠燥结，是皆气滞于肺之症也。用之不惟有理气润肺之功，而且有润肠治燥之效，盖肺与大肠相为表里，脏通则腑通，脏顺则腑顺也。审此则杏仁之能治气润燥，意可见矣。而且能散风解肌，消积理结，有发散之义，故张仲景麻黄汤，及王朝奉②治伤寒气上喘逆，并用杏仁者为其利气泻肺，而又解肌也。考之元素谓其能除肺热，治上焦风燥，利胸膈气逆，润大肠气闭，斯无剩义矣。时珍复用以杀虫，治诸疮疥消肿，此不过用其毒尔。然又闻之，施治之法，与桃仁不同。按东垣云：杏仁下喘，用治气也；桃仁疗狂，用治血也。俱治大便闭燥，但有气血之分。昼则便难，行阳气也；夜则便难，行阴气也。年高人便闭，不可泄者，脉浮在气，宜杏仁、陈皮治之；脉沉在血，宜桃仁、陈皮主之。其所以必用陈皮者，以手阳明病与手太阳相为表里，故用之为使。其所以别于桃仁者，杏仁入太阴，桃仁入厥阴，故也。实酸热，多食伤筋骨，致疮痈膈热。作脯食止渴，去冷热毒。心之果，心病宜食之。

桂

凡木叶心皆一纵理，独桂有二道，如圭形。又云桂犹圭也，能宣导百药为之先聘通使，如执圭之使也。出交趾、桂林、桂岭，有菌桂、牡桂、官桂、筒桂、板桂、木桂、柳桂、肉桂、桂枝、桂心，名虽十等，医家所用止有三条。其体薄而卷色黄者为官桂，乃上等供官之桂，半卷及板者为肉桂，以体厚而多脂肉也，其嫩小支条为桂枝，或云种类各殊，或云即一种而分老嫩上下，为说甚

---

① 襄草：为姜科植物襄荷的叶，《名医别录》"味苦，寒，无毒。主温疟寒热，酸嘶邪气"。
② 王朝奉：元王好古《医垒元戎》中多处引用王朝奉方论，涉及内容以伤寒为主，关于王朝奉的生平历来无人知晓。日本学者丹波元胤认为王朝奉即宋代名医王觌，而国内何时希则将其视为宋代儿科医家。有学者通过认真考证有关文献，最终确认王朝奉方论出自宋代许昌名医王实《伤寒证治》。

纷,不必深究。

　　桂味甘辛,气大热,有小毒。忌生葱、石脂,禀天地之阳,而并得土金之气,木之纯阳者也。《本草》主利肝肺气,心腹寒热,冷痰,霍乱转筋,头痛,腰痛,出汗,止烦,止吐,咳嗽,堕胎,温中,坚筋骨,通血脉。理疏不足,宣导百药,无所畏,补下焦不足,治沉寒痼冷之病,渗泄止渴,去荣卫中风寒,表虚自汗。春夏为禁药,秋冬下部腹痛,非此不能止,补命门不足,益火消阴,此桂性之所治也。然其类有肉桂、桂枝、官桂,体异而用各不同,不可不因其分而分之。所云肉桂者如桂树之老干厚皮也,味厚甘辛大热,入足少阴、太阴经血分,下行而补肾为温中之药。故凡伤寒在里,而为心腹寒热,脾胃虚寒而为冷痰泄泻,霍乱转筋,秋冬腹痛,寒气腰痛,甚至寒邪触心冷气痛不可忍,以及元阳不足,而沉寒痼冷,血凝血滞,而经水不通,疝癖癥瘕,奔豚寒疝,是皆命门真火不足,为寒邪乘虚客里所致也,惟肉桂之甘辛而大热者,能温中以回阳。《经》曰:气厚则发热是也。所云桂枝即桂树之嫩小枝条,薄皮也,味甘辛,而气不甚热,气味俱薄,入足太阳经,上行而发表,为实表祛邪之药。专治上焦头目,又能旁达四肢,横行手臂,利肝肺气头痛,出汗止烦,开关节通九窍,及风痹骨节挛痛,皮肤疏泄,表虚自汗,脉浮缓,风邪干于卫气者,其病皆得之表虚,不任风寒寒邪客之所致,惟桂枝能实表之虚,祛邪之出,故悉主之。《经》曰:气薄则发泄是也。至于所称官桂,即桂中尊贵之称也,体近肉桂而稍薄,治易解表,与桂枝之旁达横行,亦略相等。然其味甚辛,亦大热,故手臂冷痛,足膝酸疼,或恶露不行,或胞衣不下,或痈疽疮肿之由于营卫不调,或瘀血积血之由于跌扑损伤者,官桂之行血调气,则更有猛效者焉。而大概则去肉桂不远也,一物而分三用焉,盖由于本天者亲上,本地者亲下,理之自然。性味有所不可移也,然此剂有疑而难辨,而又不得不辨者。如《别录》云桂有小毒。好古复云:虽有小毒,亦从类化。何也? 盖与黄芩、黄连为使,小毒何施;与乌头、附子为使,全取其性而已。与巴豆、硇砂、干漆、穿山甲、水蛭等同用,则小毒化为大毒。与柴胡、紫石英、干地黄同用,疗吐逆;与人参、麦门冬、甘草同用,则调中益气,乃可久服。此毒之化不化当辨也,如《本经》言桂枝能止烦出汗,张仲景治伤寒有当发汗处,每用桂枝汤以发散之。又云无汗不得服桂枝，汗家不得重发汗，若用桂枝，是重发其汗。仲景又于汗过多者，用桂枝甘草汤，此又用桂枝以闭汗也，一药两用毋乃两相矛盾乎？然而非也，盖桂善通血脉，《本经》言桂能止烦出汗者，非桂能开腠理而发汗也，以之调其荣血，则卫气自和，邪无容地，遂自汗出而解矣。仲景言汗多用桂枝者，亦非桂枝能闭腠理而止汗也，以之调和荣卫，则邪自出，邪去而汗自止矣。昧者不知此义，凡病伤寒便用桂枝汤，幸遇太阳伤寒风寒，自汗寒者，固获奇效。倘遇太阳伤寒无汗者，而亦用之，为害岂浅鲜者，此出汗止汗之当辨也。又《本经》云肉桂走里而行血，除寒破血，抑肝木，扶脾土，入右肾命门补相火不足。本其能事而又大忌于血崩血淋，尿血，血热，经闭，血行作痛，产后血虚发热，阴虚吐血，咯血，鼻血，齿血，汗血，小便热结，大便血燥，肺热咳嗽，以及一切中暑昏晕，瘟病热病，头疼口渴，发斑发狂，小儿痧疹腹痛，痘疮血热，肠风脏毒，梦遗，精滑等症，法并忌之。又宜用不宜用之当辨也，临症用药宜行其所明，毋行其所疑，慎勿以猛励之剂，为尝试之物。至久服神仙，杀三虫，治鼻中息肉，益精明目，皆非其性之所宜，所谓尽信书则不如无书，其斯之谓欤！

附　　子

附乌头而生，如子之附母，故名附子。出蜀道绵州龙州者佳，品类有七，其初种之小者为乌头，有脑头如乌鸟之头也。附乌头而生为附子，又左右附而偶生者为鬲子。有两歧，其蒂状如牛角，一名乌啄。附而长者为天雄，附而尖者为天锥。附而上出者为侧子，附而散生者为漏蓝子，即雷敩所谓木鳖子也，皆脉络速贯如子附母，而附子以贵故专附名也。采用以蹲坐正节有角，大而短平稳而实，一两一枚者为上，节多鼠乳者次之，形不正而伤缺风绉者为下。大而长有角刺者为天雄，小者为乌头，又小者为侧子。有生熟两法，生用阴制，去皮尖底，切薄以东流水并黑豆汗浸五日夜，捞出日中晒用。熟以刀去净皮脐，先将姜汁、盐水各半瓯入沙锅，紧煮七沸，助其下行之力，次用甘草、黄连各二钱加童便缓煮一时以解其毒，捞贮罐中埋地一昼夜去火气，囫囵曝干听用。

附子味大辛微甘苦，大热气厚味薄，阳中之阴，降多升少，有大毒。地胆为使，恶蜈蚣，畏防风、黑豆、甘草、人参、黄芪、绿豆、乌韭、童便、犀角，忌豉汁。禀天中火土燥烈之气，而兼得乎天之热气以生，入手厥阴命门、手少阳三焦，兼入足少阴、太阴经。其性走而不守，浮中沉无所不至，雄壮之质，有斩关夺将之气，能引补气药行十二经，以追复散之元阳；引补血药入血分，以滋养不足真阴；引发散药开腠理，以驱逐在表之风寒；引温暖药达下焦，以祛在里之冷湿，乃真阴伤寒虚寒风湿之劫剂也。《本经》主风寒咳逆，邪气，寒湿踒躄，拘挛膝痛，脚痛不能行走。诸病皆由风、寒、湿三邪客之所致，客上焦，则咳逆上气；客下焦，则踒躄拘挛，膝痛不能行走。此药大热而善走，故亦善治风、寒、湿三邪。三邪祛，则诸症瘳矣。痎癥结聚，血瘕皆血分虚寒凝而不行所成，血得热则行，故能疗之。其主金疮，亦谓金疮为风寒所郁，系血瘀不活之症，而非血流不止之金疮也。《别录》又主腰背风寒，脚气冷弱，心痛冷痛，及脾虚寒客中焦为霍乱，寒客下焦肝、肾之分为转筋。偕诸补气药则温中，补血药则强阴，坚肌骨，火能消物，气性热极，入血善行，故善堕胎为百药长。引参、术、黄芪、茯苓，则温暖脾胃，除脾湿，祛肾寒，补下焦阳虚，佐之以桂，则除脏腑沉寒，三焦厥逆，湿淫腹痛，胃寒蛔动，气虚经闭。补阳虚，散阴壅，亦可入太阳、少阴，故治督脉为病，脊强而厥，督脉夹脊而上，并足太阳膀胱经，膀胱者肾之腑，故主之也。然古人之论，如戴原礼云：附子无干姜不热，得甘草则性缓，得肉桂则补命门，得生能发散，导虚热下行，以除冷病，所谓热以热用也。又有热因寒用者，如阴寒在下，虚阳上浮，治之以寒，则阴气益甚而病增；治之以热，则又拒格而不纳。可谓乌、附热药，并宜冷饮，下咽之后，冷体既消，热性便发，而病气随愈。不违其情，以致大善，此反治之法也。仲景治寒疝内结，用蜜煎乌头。《近效方》治喉痹，用蜜炙附子，含之咽汁。丹溪治疝气，用乌头、栀子并，热因寒用也。又闻赵嗣真[1]曰：熟

---

① 赵嗣真：元代医家，著《活人释疑》一书，以辨《活人书》两感伤寒治法之误，又论合病、并病、伤寒变温热病等，颇能发明仲景之旨，但原书已佚。

附配麻黄，发中有补，仲景麻黄附子细辛汤、麻黄附子甘草汤是也。生附配干姜，补中有发，仲景干姜附子汤、通脉四逆汤是也。丹溪曰：气虚热甚者，宜稍用附子以行参、芪，肥人多湿亦宜少加乌、附，行经八味丸用之取为少阴向导也。好古曰：乌、附非身凉四肢厥者，不可僭用。时珍亦曰：乌附毒药非危病不用，补药少加引导，其功甚捷。历览诸家所著，虽云伤寒传变三阴，及中寒夹阴，或厥冷腹痛唇青囊缩者，有退阴回阳之力，起死回生之功，然必附补药以培元阳，温经散寒，非谓附子即补药也。乃世徒见其于阳虚之候，肾、肺本无热症者，服之有起死之功，而认为补剂，不辨其为阴寒寒湿，阳虚气弱，竟误投于阴虚内热，血液衰少，伤寒温病，热病阳厥等症，靡不立毙者，慎之慎之！

　　乌头即附子之母，守而不移居乎中者。四月采茎初生如乌鸟之头，其顶歪斜与附子之圆正有别。亦忌豉汁，恶藜芦，反半夏、栝楼，暨贝母、白及、白蔹，使远志。主治风痹风痰，半身不遂，温脏腑，除寒湿，破滞气积聚，去心下痞满，助阳退阴，功同附子而稍缓。时珍曰：附子性重滞，温脾逐寒，乌头性轻疏，温脾去风，故寒疾用黑附子，风疾用川乌头，堕胎亦捷，孕妇忌煎。乌头、附子为末茶服半钱，吐风痰，癫痫，治小儿慢脾惊风，四肢厥逆，取其锐气直达病所也。天雄与附子并生乌头之旁，而天雄独长，亦有始种不生附子侧子，经年而独长大者入药须重一两半。有象眼者佳，制度具同，恶忌亦一。其气亲上，元素曰：非天雄不能补上之阳虚。治一切风，治一切气，驱寒湿痹拘挛缓急，却头面风往来疼痛，消积聚，调血脉，强阳暖水，补腰健膝，纳雄鸡肠中捣食，令人武勇不倦。行血堕胎与乌、附同。侧子亦乌头之旁生者，小于附子，非附子之角也，散生旁侧。其气轻扬，故发四肢，疗脚气多验，充皮毛治风疹如神，扫鼠瘘恶疮，劫冷气湿痹，堕胎如前。漏蓝子即附子之琐屑未成者，一名木鳖子，一名虎掌，主治休息恶痢，漏疮年久者。然古方中惟用生研为末，水调涂足疮溃烂，未见其有入久服饵者。且服之令人损目，勿宜轻用。又有附子天雄之偶生两歧者，状如牛角名乌啄，《本草》虽云功用同于天雄，亦勿轻用。又有乌头汁，诸本草俱名射罔，谓敷箭头射禽兽也，毒药也。独《纲目》别注于乌头之下，谓非川乌头，以理度之，诚当如是，足证相传之误。

生　姜

《说文》姜作疆，云：御汁之菜也。又《字说》：姜能疆御百邪，故谓之姜。处处有之，以汉温池州者为良，九月插采。

生姜味辛，皮凉肉热，气味俱厚，浮而升阳也，无毒。秦椒为使，杀半夏、厚朴、莨菪，恶黄芩、黄连、天鼠粪。入太阳、阳明经，禀天地之阳气，虽热而无毒，味辛可以散邪理结，气温可以除寒通气，故《本经》主伤风头痛，鼻塞，咳逆上气，止呕吐，久服去臭，气通神明。而古方用之，亦取以消痰止呕，出汗散风，祛寒止泄，疏肝导滞之力，谓特优于干者，所以伤寒寒热，头痛鼻塞，为风邪客之所致，或寒痰水满，厥逆上气，或腹胀吐痢，腹痛转筋，为脾寒胃冷所致，非生姜不能治之。而且可以破血，可以调中，可以杀长虫，可以解毒药。配大枣可以厚肠实胃，配半夏可以治心下急痛，配杏仁可下心胸气实。冷热膈壅，捣汁和蜜，可以治中焦呕逆，不能下食，是皆取其发散，取其治寒正治之法本然也。而亦有不专于正治者，如芩、连本苦寒治火之药，而每用姜汁拌抄，盖姜性热使热从而受之，因其从而治其热，此又反治之妙，故药物多用之而不遗耳。而且解菌蕈诸物毒，解食野禽中毒，故生啖熟食醋酱糟盐，为蔬为果为蜜煎，为调和品物亦多用之。而且辟霞露清湿之气，祛山岚不正之邪，故山行早行者亦多用之。又《心法》云：中风，中暑，中气，中毒，中恶，干霍乱，一切卒暴之病，用姜汁与童便服，立可解散。盖取其姜能开痰下气，童便降火也。孙真人云姜为呕家圣药，盖辛以散之，呕乃气逆不散，惟此能行阳而散气也。崔元亮《集验方》治痢以生姜切细和好茶一二碗，任意呷之，便瘥。热痢留姜皮，冷痢去姜皮，大妙！盖二物能消散恶气，调和阴阳，且解湿热及酒食暑气之毒，故不问赤白痢无不宜之。然古人有言：秋不食姜，恐辛能泄气，致损寿元也。夜不食姜，恐辛能开发致违天气也。又不宜多食，平人秋后多食，必患目疾。妇人孕后多食，令儿盈指。痔人多食兼酒，立发甚速。痈疮人多食则生恶肉。《论语》云："不撤姜食。"岂可自恣其爽快之性者。姜屑比干姜则不热,比生姜则不润,和酒服能除偏风。姜皮味辛而凉,能消浮肿,腹胀痞满,和脾胃去翳。一方用文武火慢熬,或膏拔去白须,点须根下谓之拔白换黑。姜叶一升入当归三两为末,温酒服治疗伤瘀血。

干 姜

以母姜造之法,取姜之白净结实者,于长流水洗过,日晒为干姜,炒黑者名炮姜。

干姜味辛气大热,气味多厚,半浮半沉,阳中阴也,无毒。入太阴、厥阴经,使恶畏忌并与生同。虽制湿为干,其性略守,然终窜而不收,亦堪治表,故《本草》载其解散风寒湿痹,鼻塞头疼发热等症无异于生,而又云生者尤良。特其治嗽,温中胀满,霍乱腹痛,冷痢血闭,病人虚而冷者,宜加用之,此其稍殊于生姜者也。若其炮用则辛而稍苦,止而不移,专除胃冷而守中,故《大明》谓消痰下气,治转筋吐泻,腹胀反胃干呕,瘀血扑损,止鼻红,解冷热毒,开胃消宿食。元素谓其用有四:能补心助阴,能去脏腑沉寒痼冷,能发诸经之寒气,能治感寒腹痛,皆言里而不及表。是以同五味子则温肺,同人参则温胃,同附子治里症,脉绝无阳皆寒以热治之法。然又闻之,血症不可用热药,以热能行血,辛能走血故也。乃古人每于吐血、衄血、下血及崩漏淅沥,产后迫血妄行,血虚大热等症,血药中反用炮姜以取效,可以止血者何也?盖物极则反,血去多而阴不复,使阳无所附,炮姜性温,温能助阳,又能引诸血药入血分,血得补阴生,阴复归阳,而热退则血自不妄行矣。其治腹胀,亦取其义也,此热因热用又从治之法也。然究竟其味辛,其性热,若遇热症,而盛阴虚内热,或表虚多汗,遇血症而或虚火内热,或阴虚脏毒者,法并忌之。若其泻脾之说,盖脾中寒湿邪气,须干姜辛热以燥之,故理中汤言泻而不言补耳,非泻正气也,何疑之有。煨姜治水泻、溏泻最妙。

酸枣仁

其实似枣，而味极酸，东人啖之，以醒睡故名。生河东川泽，树如大枣，实无常形，但大枣中味之酸者是其仁，粒扁色丹，亦不易得，今市人皆以棘实为酸枣，误矣！然《志》云：酸枣即枣实，更非他物，若云是大枣味酸者则全非矣。但木小则为枣，大则为酸枣，小者气味薄，大者气味厚，多年不樵，人方呼为酸枣，更不言棘，其实一木也，况酸枣仁小而微扁，大枣仁而长，形不相类，何必强分。

酸枣仁味酸，兼甘气平，无毒，恶防己。酸入肝而敛血，亦入胆而补气，亦入脾而醒脾。主治补中益肝，虚汗烦渴，心烦不眠，惊悸不食，心腹寒热，手足酸痛。宁心志，安五藏，坚筋骨，助阴气，久服令人肥健。缘诸症悉由肝、胆、脾三脏虚而发，三脏得补而气增，则满足故有此多功也。然考之古方验之近效，在尤以入胆之力为最著。若惊悸，若怔忡，虚不嗜食者，心神之不安也，而亦胆气之不壮。或自汗，或盗汗，气虚不眠者，心气之不足也，而亦胆气之不实，惟枣仁熟用可以治之。或胆实有热，昏沉多睡，又生用同茶叶、姜汁可以治之，盖由性酸而收，亦甘而润，能安平气血，敛而不骤也。乃又有辨之者曰：酸枣食之醒睡，而《经》复云疗不得眠者，何欤？盖肉味酸，食之使不思眠，核中仁服之疗不得眠。正如麻黄发汗，根节止汗，其说与生熟用不同，并存之。

香　薷

薷本作葇①，《玉篇》②云：葇菜，苏之类也。其气香，其叶柔，故以名之香

----

① 葇：音 róu，香草名，即香薷。
② 《玉篇》：原作"土篇"，系刻误。《玉篇》是我国第一部按部首编排的楷书字典。南朝梁大同九年（543）黄门侍郎兼太学博士顾野王撰。顾野王（519—581），字希冯，吴郡吴（今属江苏苏州吴中区）人。

茹。有野生，有家莳，中州人三月种之，呼为香菜，以充蔬品。丹溪朱氏以叶大者为良，而叶细者香烈更甚，今人多用之。雷敩云：凡采得，去根留叶，剉，曝干，勿令犯火，服至十两，一生不得食白山桃也。

香薷味辛，微温，无毒。辛则散，温则通，有彻上彻下之功，能解暑利小便，又治水甚捷。肺得之，则清化得行，而内热自降；脾得之，则浊气不干，而水道流。故《本经》主治霍乱，腹痛吐下者，多由暑月多食生冷，外邪与内伤相并而作也。散水肿者，除湿利水之功也。孟诜谓其去热风，卒转筋者煮顿服，止鼻衄者为末水服。《日华子》谓其下气，除烦热，疗呕逆冷气。汪颖[1]谓其夏月煮饮代茶，可无热病。调中温胃，含汁漱口去臭气，皆不出温通辛散之义。吾尝于夏月伤暑之人，用之而除烦解热；霍乱吐利之人，用之而调中缓胃；郁热口臭之人，用之而清和甘美。独其代茶之说，则不能无辨焉。夫香薷性温不宜热饮，故暑之有乘凉饮冷，寒暑之气相搏，以致头疼，发热恶寒，燥烦口渴，或吐或泻，或霍乱者，宜用此药以发越阳气，散水和脾则愈。若夫饮食不节，劳役剋表之人，伤暑热而大渴，汗泄如雨，燥烦喘促，或泻或吐者，乃劳倦内伤之症，中热不吐者，宜从东垣人参白虎汤，吐泻者宜清暑益气汤、桂苓甘露饮之类，以泻火益元可也。若误用香薷，是重虚其表，而又济之以温，则误矣。盖香薷夏用解表之药，表无所感，而中热为病，何假于此哉！误则损人表气，所宜审也。

枸　　杞

枸杞二树名，此物棘如枸之刺，茎如杞之条，故兼名之。《道书》云：千载枸杞，其形如犬[2]，故得枸名。第一出陕西、肃州、甘州者良，今处处有

---

[1] 汪颖：明代人，曾辑《食物本草》二卷，约成书于明正德年间(1506—1521)。内容与薛己《本草约言》卷三、卷四略同。李时珍称，汪氏于明正德时得卢和《食物本草》稿，厘为二卷。嗣后，明万历四十八年(1620)由钱允治校订重刻，厘为七卷，并附入吴瑞《日用本草》三卷，题《李东垣食物本草》。现存明万历四十八年钱允治刻本。

[2] 其形如犬：原作"其形如枸大"，系刻误，此段文字可见于李时珍《本草纲目》，据改之。

之。阪岸丛生春来叶茎,叶名天精草,茎名仙人杖,夏采名长生草,秋采子名枸杞子,冬采根名地骨皮。《本经》止云枸杞,不分茎、根、花、叶、实,故其主治盖通根、苗、叶、花、实而言初无分别也。后世以枸杞子为滋补药,地骨皮为退热药,始歧而二之。窃谓枸杞苗叶味苦甘气凉,根味甘淡气寒,子味甘气平,气味既殊,则用亦异,此后人发前人之未发也。修治:子取鲜明者,酒润一夜捣烂;用根去土去心,以熟甘草汤浸一宿,焙干;用苗叶则曝干而已。

枸杞苗叶,味甘苦,气凉;根味甘淡,气大寒;子味甘平,气微寒,并无毒。若依《本经》主治五内邪气[1],热中消渴,胸胁客热,头疼,补内伤,大劳,精气不足,久服坚筋健骨,强阴壮阳,明目安神,令人长寿,此合根苗花实而通用之也。若其分用,苗则苦甘而气薄者也,伏砒砂,治皮肤骨节间风,消热毒,散疮肿。作汤,止胸中消渴烦热,捣汁点目内风障赤膜,壮心气,益阳事,性能向阳上行,大抵上焦心、肺客热者宜之。根则甘淡而大寒者,入足少阴、手少阳经,制硫黄丹砂,性主走下去肾家风,泻肾家火,凉血凉骨,去五内邪热,降肺中伏火,解传尸之肌热,有汗之骨蒸,疗在表无定之风湿周痹,以及吐血齿血,金疮,鲜不神效,皆取其寒凉退热之力也,大抵下焦肝肾虚热者宜之。此皆三焦气分之药,所谓热淫于内,泻以甘寒也。至于子则甘平而润,性滋而补,不主退热,而能补肾,能润肺,能生精,能益气明目,安神添精,固髓健骨,强筋补阴壮阳。谚曰:离家千里,勿服枸杞,以其能助阳也。尝考用治之法,又专主于目。非治目也,但补精益神,神满精足,故于治目为有功。又专主于治风,非治风也,但治风先治血,血实风自灭,故于治风为有验。此平补之药,所谓"精不足者,补之以味"是也。兼而用之,诚一举两得,分而用之,亦各有所主。世人但知用黄连、黄芩之苦寒,以治上焦之火,黄柏、知母之苦寒,以治下焦阴火,谓之补阴降火,久阴致伤元气,而不知枸杞、地骨甘寒平补,使精气盛,而邪火自退之妙,惜哉!予尝以青蒿佐地骨以退热,屡有殊功,讵非火退之明验欤。

----

① 邪气:原书缺少此二字,今据《神农本草经》原文补入。

远　志

此草服之,有益智强志之功,故特称之。出兖州泰山,四月采取,去骨取皮,骨令人烦闷,仍以甘草汤浸一宿,曝干,或焙干用。叶名小草,古方通用远志、小草,今医家但用远志,稀用小草。

远志味苦,气温,无毒。得茯苓、龙骨、冬葵子良,畏珍珠、藜芦、齐蛤,杀雄、附、乌头大毒。感天之阳气,得地之芳烈而生,入心、肾二经。夫心为君主之官,神明出焉。心脏虚则迷惑善忘,肾精不足则志气衰。远志入心补心,心脏得补而实,而人之心、肾昼夜必交,心家之气血旺盛,则肾亦因之而实,精与志皆肾之所藏也。故《本经》主益智慧,耳目聪明,不忘强志。《别录》定心气,止惊悸,益精。甄权治健忘,安魂魄,令人不迷,坚壮阳道。《日华》治妇人血噤失音,小儿惊痫客忤,皆由心、肾而得之。其主咳逆伤中,心下膈气,是心气郁而不舒也,心得补则气自畅。皮肤中热,面目黄湿,热在上部也,苦以泄之,温以畅之,辛以散之,则二症自去矣。性传神明,故除邪气,阳主发散,故利九窍,阳气盛则倍力,男子属阳,故利丈夫。又曰:好颜色者,心主血,心气足,则血色华于面也。时珍又云:治一切痈疽有奇功,亦补肾之力也。所以心虚易惊,慢惊惊风以及阴虚盗汗,阳痿畏怯,梦寐不宁,怔忡健忘,失音血噤等症,必不可少,正有类于此耳。但心经有火而心家热者,禁与参、术补阳气药同用。

补　骨　脂

补骨脂言其功也,胡人呼为婆固脂,而俗误为破故纸也。今四川合州及岭外山坂间多多有之,皆不及舶来佳。实如麻子圆扁而黑,九月采,其性燥毒,须用酒浸一夜,以东流水浸蒸,日干用。一法以盐炒过曝干用。

补骨脂味辛大温,阳中微阴,降多升少,无毒。恶甘草,忌芸薹及诸血,得胡桃、胡麻良。禀火土之气,而兼得乎天令之阳,入手厥阴心包,络命门,足太阴脾经。能暖水脏,阴中生阳,壮火益土之要药也。《本经》主五劳七伤,盖缘劳伤之病,多起于脾肾两虚,以其能暖水脏,补火以生土,肾中真阳之气得补而上升。能腐熟水谷,蒸糟粕而化精微,脾气散精,上归于肺,以营养乎五脏,故主五脏之劳,七情之伤,所生病也。其曰:治骨髓伤败,肾冷精流,皆取于此。又曰:妇人血气,盖妇人以血为主,男子以精为主,妇人而有血脱气陷之病,犹男子有肾冷精流之病也。至于风虚冷者,因阳气衰败,风冷乘虚而客之,真阳之气固则风冷之气无由而入矣。故吾尝以盐酒炒,令香熟研细,使盐入肾经酒行阳道,香则通气,熟则温补,治无不验者。今人多以胡桃合服,何也?盖补骨脂属火,收敛精神,能使心包之火,与命门之火相通。胡桃属水,润燥养血,血属阴恶燥,故油以润之。两物相配,有火水相生之妙,故语云:破故纸之无胡桃,犹水之无虾也。

车 前 子

此草好生道边,及牛马迹中,故有车前、当道、马舄、牛遗之名。车前随处之路旁甚多,五月五日采。凡用以水淘去泥沙,曝干入汤液,炒过用入丸散,以酒浸一夜蒸熟研烂作饼,晒干焙用。

车前子味苦咸,气寒无毒,常山为使。禀土之冲气,兼天之冬气。以生味咸能走水道,《本经》主气癃止痛,通肾气也,走水道则小便利,小便利则湿去而痹除矣。《别录》主伤中者,伤中必起烦热,甘寒而润下,则烦热解。女子淋沥不欲食,是脾胃交病也,湿去则脾健而思食,气通则淋沥自止,水利则无胃家湿热之气上升,而肺得所养矣,故又养肺。其曰强阴益精者,男女阴中俱有二窍,一窍通水,一窍通精,二窍不并开,故水窍常开,小便利,而湿热外泄,不致鼓动真阳之火,则精窍常闭,而无漏泄。久久则真火宁谧,而精用益固,精固则阴强,而令人有子。明目疗赤痛,久服轻身耐老,皆强阴益精之验也。大只此药利小便而不走精气,与茯苓同功。故尝见补药方用之,令人强阴有子;眼药方用之,治人目赤肿疼;痢疾方用之,使人通彻小水;湿痹方用之,与人利水行气,多有速应之神功也。然单服则太泄,必须佐以他药,亦非久服之物。惟欧阳公得暴下病,以单味分清浊,而谷藏立止,亦不过一服而已,非久用也。

木　香

本名蜜香,因其香气如蜜也,缘沉香中有蜜香,遂误此为木香尔。有青木香、白木香二种,以昆仑来者为佳,西湖来者次之。叶似丝瓜,不拘时日,采根芽为药,干如枯骨。凡入理气药只生用不见火,若实大肠宜面煨用。

木香味辛苦,微温,无毒。《本经》主邪气,辟毒疫温鬼,强志不梦寤魇寐。消蛊毒,气劣气不足,肌中偏寒,引药之精。以其禀夏秋之阳气以生,兼得土之阳精,阳生清开发,故多著其阳盛气烈之功也。然详其治疗,与今白木香不同,想《本经》所云即《图经》所云昆仑来者也,而今已绝不可得,市肆所有正西湖白木香也。专主诸气不顺,《大明》以治心腹一切气,膀胱冷痛,呕逆反胃,霍乱泄泻,痢疾,健脾,消食,安胎。元素以散滞气,调诸气,和胃气,泄肺气,总不出于三焦气分,为升降诸气之药。故上焦诸气膹郁,皆属于肺,而宜之者乃金郁泄之也。中焦中气不运,皆属于脾,而亦宜之者,脾胃喜芳香也。下焦大肠气滞,而为后重,膀胱气不化,而为癃沥,肝气郁而为痛,而无不宜之者,乃塞者通之也。但其药之佐使,各有不同。治下、中二焦结滞,宜使槟榔;治胸腹间滞塞冷气,宜使橘皮、肉豆蔻、生姜;治暴痢,宜使黄连;实大肠,宜用火煨。若求辟毒疫瘟鬼精物等,恐未必然也。然按诸家《本草》,《别录》云:气劣气不足,补也;《药性论》安胎健脾,亦补也;《衍义》谓泻胸腹窒塞冷气,破也;《日华子》谓除痞癖癥块,亦破也;易老总谓调气之剂。何议论不同若此?大抵与补药为佐则补,与泄药为佐则泄,彼专言补而专言泄者,夫有所不必执矣。

山 栀 子

卮,酒器也。卮子象之,故名。俗作栀,即今南方及西蜀州郡皆有之。有二种,园圃种植者肥大且长,不计五棱六棱,只供染家而已。入药用山栀子,方书所谓越桃也,皮薄而圆,小七棱至九棱者佳。治上焦、中焦连壳用,下焦去壳用。治血病炒黑用,并宜洗去黄浆。又曰:去心胸中热用仁,去肌表热用皮。

山栀味苦气寒,味厚气薄,阴中阳也,无毒。轻飘象肺,色赤象火,能入手太阴肺经血分,泻肺中之火。又其气寒,复入阳明大肠,泻大肠之热。味苦能屈曲下行,通利膀胱,降火从小便而出。故《本经》主治五内邪气,胃中热气,面赤,酒疱,皶鼻,白癞,赤癞,疮疡。《别录》疗目赤热痛,胸、心、大小肠大热,心中烦闷。甄权以之去热毒风,除时疾病,解五种黄疸,利五淋,通小便,解消渴,明目。丹溪以之泻三焦火,清胃脘血,治热厥心痛,解热郁,行结气。诸家所著,盖深见其体质之轻清,气味之苦寒,能升能降而为用者也。吾尝体此而于上焦头皮疼而眉骨痛,白珠胀而腮红肿,或酒皶鼻赤,或牙疼喉闭,或衄血吐血。中焦心烦郁闷而欲吐不吐,五疸湿热而蕴蓄不利,或气郁壅塞而关格不清,或呕哕恶心而吞酸吐苦,下焦小腹急疾,小便不利,大便干燥,热结不通,或脐下血滞,血痢血淋,是皆火热之症,每用山栀以清热降火。而又于虚火之人,饮食不纳者用炒黑,郁烦之症呕逆不受者用姜制,腹满而烦者用厚朴、枳实,湿热黄疸者用茵陈,懊恼不眠者用香豉,无有不效。非真有奇识也,惟得解于此而已。

玄 参

玄,黑色也,其茎微似参形,故得参名。生河间州谷及冤句[①],三四月采,其根青白,干即紫黑。新者润腻有腥气,故苏公以为臭也,宿根多地蚕食

---

① 冤句:即宛朐县。宛朐,亦作冤句、冤朐、宛句、宛亭,故城在今山东省菏泽市西南。金时城毁县废。

之,其中空,故采者多取旁根焉。勿犯铁器,饵之噎人喉,丧人目。

玄参味苦咸,气微寒,无毒,恶黄芪、干葛、大枣、山茱萸,反藜芦。禀北方水气,兼得春阳之和,为足少阴经君药,管领于诸气之上下。清肃而不浊,能滋肾水不足之阴,散无根浮游之火,其治在有余不足间。故《本经》主补肾气,令人目明,定五脏,久服补虚,强阴益精,下水止烦渴者,滋阴之力也。伤寒身热支满,狂邪勿勿不知人,及温疟洒洒者,邪热在表之病。腹中寒热积聚,女子产乳余疾,散颈下核,痈肿,心腹痛,坚积内热血瘕之病。瘰毒瘰疬,热毒不散之病。利咽喉等症,如腮肿喉痹,舌强乳蛾,阴水不足,火炎上焦之病。玄参之苦,能下气而散结,寒能除热而凉血,咸能润下软坚而降火,故悉主以上诸病也。时珍有云:玄参滋阴降火,解斑毒,利咽喉,通小便血滞,斯言真约而赅矣。昔《活人书》治伤寒阳毒,汗下后,毒不解散,及心下懊恼,烦不得眠,心神颠倒欲绝者,用玄参。古方于肾水受伤,真阴失守,孤阳无根,发为火病,法宜壮水以制火者,亦用玄参。以此论之,其治胸中氤氲之气,无根之火,当以此为圣剂矣。故尝于有余之火,以芩、连配之;不足之火,以参、苓配之;上焦之火以知母配之,每得殊效。讵非性清质浊,清升浊降,而因有清上彻下之功哉!

苦　参

苦以味名,参以功名。生汝南山谷及田野,三月、八月、十月采根曝干,遵雷制,用糯米浓泔汁浸一宿,其腥秽气并浮水面上,须重淘过,蒸熟,取晒切用。

苦参味苦气寒,沉也,纯阴无毒。玄参为使,恶贝母、菟丝、漏芦,反藜芦,伏汞,制雌黄、焰硝。禀天地阴寒之气以生,足少阴肾经君药也。苦以燥脾胃之湿,兼泄气分之热,寒以除血分之热。热则生风,风湿合则生虫,故能泄血中之热,除湿热生虫为疠。《别录》主心腹结气,癥瘕积聚,黄疸,溺有余沥,逐水,除痈肿,明目止泪,利九窍,除伏热肠澼,止渴醒酒,小便黄赤,疗恶疮下部䘌,皆热散湿除之效也。其曰平胃气,令人嗜食者,亦言湿热散,则胃气和平,而令人嗜食也。又曰补中,养肝胆气,安五脏,定志益精,亦指热散湿除，则脏腑气血安和而致然也。然考之古方中，惟用治风热疮为最多，时珍亦曰杀疳虫，治肠风泻血，热利。故凡一切风癞、风癣、风疥、风疮，或厉风而眉发尽落，或风脱而眉丹流，或时疮而肿块破烂，或皮燥而抓痒风屑，是皆风之症也，尝用苦参以治之。又如肠风下利，肠澼泻血，积聚黄疸，淋沥溺血，是皆温热之症也，亦尝用苦参以治之。此其为治风治热也。然东南之人，大抵湿生热，热生风，风胜则下血，热胜则生疮，此理之必然，故又曰治湿。然其味太苦，气大寒，久服能损肾气，肝肾虚而无大热者忌之。

续　　断

能接续筋骨，故以此名。有云蔓生者，有云干生者，有云即大蓟者，说不一，而总以节节断，皮黄皱状如鸡脚者为真。用去向里硬筋，以酒浸一伏此时[①]，焙干入药。

续断味苦甘辛，气微温，无毒，地黄为使，恶雷丸。辛能润，苦温能散，甘能益血，为调气和血之药。主治续筋骨，接血脉，故跌扑折损者用之；破瘀血，消肿毒，生肌肉，故金疮痈毒肠风痔漏者用之；暖子宫，安胎前，调诸血，治产后，故妇人面黄虚肿，乳难崩漏者用之；因精滑，缩小便长气力，益关节，故补不足理腰肾者用之，皆取其伤去而血生之力也。瘀者通之，断者续之，内伤外损皆有籍焉，故因其功而名之曰续断。

防　　己

东垣云：防己如险健之人，幸灾乐祸能首为乱阶，若善用之亦可使之御暴，其名义或取于此。出陕西汉中府中，有破之文作车轮解。黄实而香，折其茎一头吹之，气从中贯如木通者，名汉防己。又有醒气皮皱，上有丁足子，

---

① 以酒浸一伏此时：《雷公炮炙论》作"以酒浸一伏时"，本文多一"此"字，似为衍文，或系刻误。

青白虚软者为木防己，用宜细密。

汉防己味辛苦，气平寒，阴也，无毒。殷蘖为使，杀雄黄毒，恶细辛，畏草蘚、女菀、卤咸、伏硝石。得土之阳气，而兼感乎秋之燥气以生，性燥而不淳，善走下行，长于治温，为下焦风温必用之药也。其味辛散而兼气悍，故主风寒温疟，热气诸痫，除邪气，用能除湿而下行，故利大小便，此《本经》所载也。《别录》疗水肿风肿，去膀胱热，通腠理，利九窍，止泄者皆除湿之功也。其曰散痈肿，恶结诸蜗，疥癣虫疮，亦必在下部方可用之。又曰治湿风，口面㖞斜，手足拘痛，亦必真由风热之中而病者，方可用之。至于伤热邪，中风手脚挛急，则寒非燥药可除，不宜轻试。仲景防己大苦寒解，能泻血中湿热，通其滞塞，亦能泻大便，所谓瞑眩之药也。虽闻其臭则可恶，下咽则令人心身烦乱，饮食减少。至于腰以下至足，有湿热壅塞不通，及下注脚气，退膀胱积热，利大小二便，消痈散肿，非此不能为功，真行经之仙药，无可代之者。然能在药，而善使惟人。如饮食劳倦，阴虚内热，元气谷气已亏，而以防己泄大便，则重亡其血，此不可用者一也。外伤风寒，邪传肺经气分，温热小便黄赤，乃至不通，此上焦气病，禁用血药，不可用者二也。如大渴引饮，是热在上焦气分宜渗泄，而防己乃下焦血分药，此不可用者三也。大抵上焦温热者，皆不可用，下焦温热，流十二经，致二阴不通者，然后审而用之。木防己理风邪，故主疗肺气，喘嗽，膈间支满，并除中风挛急，风寒温疟邪热之类，用者当与防己之主水气者有别。

延 胡 索

本名玄胡索，避宋真宗讳，改玄为延[①]。生奚国[②]、安东，形类半夏，面色

---

① 避宋真宗讳，改玄为延：此段文字文意未详，宋真宗赵恒，初名德昌，改元休，又改元侃，避讳字为恒、峘、姮、狠、侃，并无玄字一说。比较准确的说法应该是据《宋史·礼志七》记载：宋真宗在大中祥符五年(1012)十月的一天，对当时的宰相说，昨夜睡觉的时候，梦到玉皇大帝命令赵氏祖先传授天书，并且该赵氏祖先自称是人皇九皇中的一位，曾经转世为轩辕黄帝。因此在第二个月，宋真宗就在礼部将各种礼仪都准备齐全之后，追封这位梦中的赵氏先祖赵玄朗为"上灵高道九天司命保生天尊大帝"，庙号圣祖。因此之后整个宋朝都避赵玄朗的"玄"与"朗"二字。

② 奚国：1123年正月至八月，辽代末年奚族奚回离保(汉名萧翰)所建之国，历时仅8个月即被宋朝所灭。

黄。生用破血,酒调止血。

延胡索,味苦,微辛,气温无毒。禀初夏之气,而兼得乎金之辛味,入足厥阴,亦入手少阴。温则和畅,和畅则气行,辛则能润而走散,走散则血活,血活气行,故能主破血,及产后诸血。病因血所为者,及妇人月经之所以不调者,无他,气血不和,因而凝滞则不能以时至,而多后期之证也。及腹中结块,产后血晕,暴血冲上,因损下血等病,皆须气血和而后愈,故悉主之。古方中于男子心痛欲死,遍体作痛不可忍,或暴腰痛,或疝瘕痛,亦多用之,以其血凝气滞之故也。然其性能走,而不能守,故经事先期,及一切血热为病,《本经》虽云主崩中淋露,然其病利守,而不利走,若非与补气血药同用,未见其可也。

泽　　泻

去水曰泻,如泽水之泻也。生豫州汝南郡,形大而长,尼间有两岐者为好,制法酒浸一宿暴干。

泽泻味甘咸寒,气味厚,阴中微阳,无毒,畏海蛤、文蛤二药。禀天之冬气以生,得地之燥气。咸能入肾,甘能入脾,寒能去热,故《本经》主风寒湿痹,乳难,消水,腹痞满,淋沥,遂膀胱、三焦停水,皆取其淡渗利窍功之长于行水也。惟能渗去其湿,则热亦随去,而土气得令,清气上行,故有养五脏益气力,治头旋,聪明耳目之功。乃扁鹊复云多服昏目,殊与聪明耳目之说相谬,何欤? 盖以其味酸能泻伏水也,泻水去留垢,故能明目。然小便既利,肾气必虚,故亦能昏目。今人于《本经》止泄精之说,多不敢轻用,正虑此耳。仲景八味丸用之者,虽云能泻膀胱之邪气,能亦取其引接桂、附等药,归就肾经之意居多耳。

槟　　榔

宾与郎皆贵客之称,广人凡贵胜族客,必先呈此为果。若避迟不设,用相嫌恨，则槟榔名义，盖取于此。雷氏言尖长而有紫文者名槟，圆大而矮者名榔，榔力大而槟力小，今医家亦不细分，但以作鸡心状，正稳不虚，破之锦文者为佳。凡用勿令经火，恐无力。

槟榔味苦辛涩，气温，味厚气薄，降也，阴中阳也，无毒。性如铁石之沉重，能坠诸药至于下极，故消谷逐水，除痰破结，杀伏尸寸白，治腹胀心痛，以及奔豚脚气，里急后重，大小便秘，诸疟瘴疠等。为一切下气消食去痰之用者，得之无不如神。而且敷疮生肌止痛，烧灰敷口吻白疮者，皆取其苦泄滞辛以散邪之理也。然多服又能泄胸中至高之气，较甚于枳壳、青皮，故有余者可用，而不足者则全禁焉。大何岭南烟瘴之地，巧言功用，谓醒能使之醉，醉能使之醒，饥能使之饱，饱能使之饥。有平居无病之人，朝夕常噬敬宾代茶，习以成信，而不知脏气疏泄，及一日病瘴，直致医者不敢发散、攻下，岂尽气候所致者。因习之弊，真所谓死而无悔者欤！

大 腹 皮

大腹以形言，所以别鸡心槟榔也，出岭表滇南，即槟榔中之一种，腹大形扁，而味涩者，不似槟榔尖长味良耳，所谓猪槟榔者是也，其皮外黑内皆筋丝。思邈曰：鸩鸟多集其木，粪毒最能为害，宜先以酒洗，后以大豆汁再洗过，晒干切用。

大腹皮味辛，气微温，无毒。宽中利气之药也，主治一切冷热诸气，上攻心腹。或大肠壅滞之气，大便不利；或关格痰饮之气，阻塞不通；或肌由胃中水气浮肿，或脚气，壅逆，疟瘴，痞满，醋心等。俱入疏气药中，用之多验。盖以其性疏通下泄，为畅丽肠胃之剂也。其曰安胎者，盖气胜则胎不安，腹皮有下气之功，气下则胎自宽，所以能安胎也。其曰健脾开胃者，盖有余之气下，则中气自宽，饮食可用，故有健脾开胃之理也。若论其常道，则终有损气之论，故元虚之人多禁用焉。

细　辛

　　根细而味极辛，出华阴[①]山谷者为真，叶似小葵，茎柔，根细直而色紫。味极辛，嚼之习习如椒，而更甚于椒者，细辛也。其有伪此者，茎微粗而色黄白，味亦辛者，杜衡也；微粗直而黄白色，味细带苦者，鬼督邮也；似督邮而色黑者，及已也；味辛有燥气者，徐长卿也；粗长黄白色而味苦者，白薇也；白直而味甘者，白前也；用者当以根苗色味细辨之。

　　细辛味大辛，气温，气厚于味，阳也，升也，无毒。恶黄芪、狼毒、山茱萸，忌生菜、狸肉，畏滑石硝石，反黎芦。禀天地阳升之气以生，入手少阴、太阴经风药也。风性升，升则上行，辛则横走，温则发散，有开通诸窍之功，有除温散寒之理。故《本经》主咳逆上气，头痛脑动，百节拘挛，风湿痹痛，死肌。《别录》主温中下气，破痰利水道，开胸中滞结，除喉痹，塞鼻不闻香臭，风痫癫疾，下乳结，汗不出，血不行，安五脏，益胆，通精气。且甄权之除齿痛血闭，弘景以之去口臭，而详求厥志。其所以治诸风湿寒风头痛，痰饮胃中滞气，惊痫，取其辛温能散也。其治口疮口臭喉痹，䘌齿肿痛者，取其能散浮热也，亦火郁发之之义。其治风寒咳嗽上气者，辛能泄肺也，其治胆气不足，惊痫，眼目诸疾者，辛能补肺也。其通少阴及耳窍便涩者，辛能润燥也。故尝佐以独活，治少阴头痛；佐以曾青、枣根，治诸湿痹。得归、芍、牡、本、芩、芷、甘草，疗妇人血闭；得决明、鲤鱼胆、羊肝，止风泪目疼；得麻、附煎汤，发寒邪自里之表，每多得效耳。然其性辛燥发散，故凡病内热火盛，及气虚、血虚、阴虚等症，法并忌之。入风药亦不可过五分，若过五分直有气塞而死之患，非必有毒，特不识多寡耳。

---

　　① 华阴：原期刊中字迹漫漶，而且仅一字，疑似"阴"字，考本草书，当作"华阴"山谷。

藁　本

根上苗下似禾藁，故名藁本，本，根也。生崇山山谷，今河南、杭郡皆有之。叶似白芷，苗似芎䓖，香亦似芎䓖，但芎䓖叶大，藁本叶细。别有江南所生，轻虚味麻，不堪作饮。

藁本味苦辛，气温，气厚味薄，阳也，升也，无毒。恶䕡茹，畏青葙子，乃足太阳本经风湿通用之药也。温则通，苦则泄，大辛则善取，气厚则上升，能祛上焦之风邪，亦能清下焦之湿气。故主妇人疝瘕，阴中寒，肿痛，腹中结，皆太阳经寒湿邪为病也。其治太阳经头风头痛，或巅顶痛，及大寒犯脑，痛连齿颊。作沐药去头面酒齄、粉刺，身体皮肤疵皯等，亦皆风邪湿气干犯太阳所致，此药正入本经，故悉主之。至于辟雾露疗邪风者，辛温芬芳，开发升散之力也，所以古方配木香同用，辟上焦雾露之风邪。配白芷研敷，治头面皮肤之风温。作汤浴，以治小儿疥疮。作汤饮，以治胃家风湿。用治种种不同，总不出去风去湿之意耳。

连　翘

其实似莲作房，翘出众草，故名。连翘有二种，一种生蜀中，状如人心，两片合成，无跗萼，剖之则中解，气甚芳馥，才干振之皆落，不着茎者可用。一种出江南，如菡萏壳，柔外，有跗萼抱之，而无解脉，亦无香气，虽久干，亦着茎不脱，入用不效。

连翘性凉味苦，气味具薄，轻扬而浮，升也，阳也，无毒。乃入少阴心经、厥阴包络主药，而兼治手足少阳、手阳明三经气分之热者也。是以诸般痛痒疮疖，皆属心火，及一切瘿瘤瘰疬疳结核，月水不通，五淋不利，为诸经血凝气滞所致者，此药并能治之，盖取结者散之之义也。至如耳、目、口、鼻、咽喉、齿、舌为上焦诸热等症,犹为神验又取轻扬上行之力。元素云:连翘泻心经客热,去上焦诸热,为疮家圣药,三语之外,几无余蕴矣。但其散而不聚,上而不下虚者忌之。

牡 丹 皮

丹皮以色丹者为上,虽结子而根上生苗,故谓之牡丹。唐人谓之木芍药,以其花似芍药,而宿干似木也,今处处有之。花有黄白红紫,及千叶楼子,状类百变,皆人巧植灌溉所致,气味不纯,惟中红白单瓣者根皮入药为佳。市人或以五加皮枝梗充之,不可不审。擂制日干,以铜刀劈破,去骨剉如豆大,用酒细拌蒸,从巳至未,日干用。赤主利,白主补①。

牡丹皮味辛苦,气寒,阴中微阳,无毒,畏贝母、大黄、菟丝子,忌蒜、胡荽,伏砒。入手厥阴经、足厥阴经,能泻血分之火,故主冷热血气,无汗,骨蒸,神志不足,及一切吐血、衄血、瘀血、积血,跌扑损血。女子经脉不调,产后恶血不止,小儿风痫惊搐,外科痈肿排脓,并能治之。皆取其和血生血凉血,能治血中伏火之意。故心虚肠胃积血,心火炽甚,心气不足者,必以牡丹皮为君,犀角地黄汤用之以治诸血,四物汤加之以治妇人骨蒸。丹溪别言:地骨皮治有汗之骨蒸,牡丹皮治无汗之骨蒸。仲景八味丸用之,以主心血不足无非是也。后人专以黄柏治火,而不知牡丹皮之功更胜,此千载秘奥,人所不知。故予尝同归、芍治阴中之火,同归、芎而治产后诸疾,同芩、连以凉血止血,同棱、术以破血行血,同柴、芩以治无汗骨蒸,同知、贝以治惊痫郁热,同官桂以排脓定痛,同红花以调经顺脉。盖深见其能制血分之火,故所向而多功也。

山 楂

味似楂子,故亦名楂,世俗皆作查字,误矣。查音槎,乃水中浮木,与楂

---

① 赤主利,白主补:此句疑为衍文,一般丹皮饮片并无赤、白之分。

无关。《唐本》名赤瓜子，《图经》名棠球子，丹溪名山楂，本一物也。有二种，皆生山中，化小者，山人呼为棠执子，可入药用。一种大者，山人呼为羊执子，功应相投，而采药者不收。九月霜后取带熟者，去核或晒干，或蒸熟，去皮核，捣作饼子，日干用。

山楂，味酸甘，气平，无毒。克化饮食之药物也，故能消食积化痰饮，及一切吞酸滞血，癥瘕痛胀。煮汁服止水利。洗身治疮痒漆疮。煎汁入砂糖，治产儿枕痛，恶露不尽。《本草》又云补脾健胃者，非真能补也，以行气而消积，脾胃因此而安耳。故时珍曰：凡脾弱，食物不克化，胸腹酸刺胀闷者，于每食后嚼二三枚，绝佳但不可多食，恐反克伐也。若胃中无食积，脾虚不能运化，不思食者犹为深戒。按《物类相感志》[①]言：煮老鸡硬肉入山楂数枚即易烂，是其消食积之一验也。核主治阴子作肿，为偏坠为癫疝者，以核消核也。

神　曲

昔人用曲，都是造酒之曲，后医乃造神曲，耑[②]以供药，力更胜之。其造法于六月六日，谓诸神集会之日故也，其方用白面一百斤以象白虎，苍耳草自然汁三升以象勾陈，野蓼自然汁四升以象螣蛇，青蒿自然汁三升以象青龙，杏仁去皮尖四升以象玄武，赤小豆煮软熟去皮三升以象朱雀，一如窨酒曲法式故神。今市家只以蓼曲为之，既不依方，又不按日，何得取效。入药须炒黄以助土气，陈久者良。

神曲味甘辛，气温平，无毒，入阳明胃经。主治五谷所伤，故能化水谷，

---

① 《物类相感志》：《物类相感志》是旧本题苏东坡撰文言文古书。《四库提要》言：然苏轼不闻有此书。又题僧赞宁编次。按晁公武《读书志》及郑樵《通志·艺文略》皆载《物类相感志》十卷，僧赞宁撰。是书分十八卷，既不相符。又赞宁为宋初人，轼为熙宁、元祐间人，岂有轼著此书而赞宁编次之理？其为不通坊贾伪撰售欺审矣。且书以物类相感为名，自应载琥珀拾芥磁石引针之属，而分天、地、人、鬼、鸟、兽、草、木、竹、虫、鱼、宝器十二门隶事，全似类书，名实乖舛，尤征其妄也。

② 耑：同"专"，单一，独一。

消宿食,破癥结,逐积痰,并清温热而下气调中,实大肠而开胃止泻。在小儿惊疳、泄泻、饮食不思者,多加用之。时珍又谓闪挫腰痛者,煅过酒服有效。产后欲回乳者,炒研酒服甚验,麦芽亦然。不知其性之何以得此也,药每有不可解而能治病,此类是矣。酒曲功与神曲颇同,但其性大温,落鬼胎,验冷气,劫酒痰,又其所独也。麸曲消食,红曲滑血。

麦　蘖

蘖犹孽也,生而不理之名也。五谷皆可作药,以为消导之药,而大麦犹效,故医者多用之。法用水浸胀,候生芽曝去须,取其中半炒研用。

大麦味咸温,无毒,主治面食所伤。盖麦之萌芽已出,发生之机已明,若被面阻而不行者,将已发生之物,而治未生之物,则未发随已发而败,此至理也。然其用,则不止于此,《别录》谓其消食和中,时珍谓消化一切米面诸果食积。又以其性温能破冷气,去心腹胀满,故凡饮食不纳,痰涎不利,或腹之肠鸣,膈之郁结,皆以此发生之物,而利关膈之气,妙不可述。但有积者能消化,无积而久服,则消人元气。故虚者少煎,恐消肾水,孕妇勿食,恐堕胎元也。合而论之,山楂、神曲、麦芽,人无不谓消导之药矣,然而无温燥之用,故生冷伤脾者,用此三者皆不能疗,须以吴茱萸配二陈汤,温中可也。油腻伤脾,用此三种,亦不能疗,须用半夏、干姜,配平胃散燥湿可也。勿一概施之,而有伤元气,斯为善用者也。

杜　仲

昔有杜仲服此得道,因以名之。上虞、上党山谷中,今出建平、宜都者多用之。状如厚朴,拆之多白丝者佳。凡使削去粗皮,切片姜汁润透,炒去丝为度。

杜仲味辛甘，气平温，气味俱薄，降也，阳也，无毒。恶玄参、蛇脱皮，乃下焦滋肾之药也。故考其功之所及，如补中强志，益气添精，坚筋骨，除梦遗，小便余沥，阴囊湿痒，腰痛不能屈伸，足疼不欲践地，皆肾虚肾冷所致者，惟此药能治之。汉魏以来，未有舍此而别议其功，惟王好古独言肝经气分药，润肝燥，补肝虚，发昔人之所未发，何欤？盖肝主筋，肾主骨，肾充则骨强，肝充则筋健，屈伸利用皆属于筋。杜仲色紫而润，味甘微辛，其气温平，故能入肝而补肾，《经》所谓子能令母实也。

草 果

南人取草蔻以为茶食料，故有草果之名。古《本草》原不分草果条，谓即草豆蔻也。然今详之，原有不同，建宁所产，大如龙眼，而形微长，其皮黄白薄而棱峭，其仁大如砂仁，而辛香气利者，草豆蔻也。滇广所产，长大如诃子，其皮黑厚而棱密，其子粗而辛臭，如斑毛①之气者，草果也。用虽相似，而性味一猛一和，今特分之。入剂取子咀片，病在胃口以上者，亦宜面裹煨熟用之。

草果，味大辛热，气温而猛，升也，阳也，无毒。与草豆蔻并入足太阴、阳明经，辛能去滞，香能入脾，温热能祛寒燥湿。故主治消食除瘴，祛寒破滞，但气比草果猛而且浊，功力迅速，故凡胸腹胀满，宿食不消，或感寒中寒，腹痛吐利，或生冷绩聚，痰涎郁结，或寒邪客胃，当心作疼，或感山岚瘴气，或病霍乱恶心，若审知其为寒湿所致，而不为暑热所伤者，用之如鼓应桴。而且同缩砂能温中焦，故寒中者用之，同常山能截疫疟，故时疟者用之，皆取其气之猛烈，功之大而效之速也。然其气温，积温成热，过多能助脾热，伤肺损目，至于老衰虚羸，元气不足者，则全戒焉，以其气专消导也。

---

① 斑毛：即斑蝥，亦称斑蝥，辛，温，有大毒，临床内服多入丸散。

豆　蔻

对肉豆蔻而言,即名草豆蔻,豆象形也。出处形象,详别草果条下,修治亦同。

豆蔻味辛热,气温而和,升也,阳也,无毒,亦入足太阴、阳明经,与草果之性味功用略同。故取其辛温消导,如消食除胀,祛寒止呕,温中腹痛等与草果并用。而其所异者,山岚烟瘴,温疟寒热,草蔻每不如草果;若其消酒毒,解口臭,有与健脾开胃之功者,则草果又不如草蔻何也,以其气有和猛之分,而功有速缓之异也。则旧本每不分草果于草豆蔻中,又安可混,而无别哉?

肉　豆　蔻

即肉果,花实属皆似豆蔻,而无核,故名肉者,对草而言也。生胡国,形圆小,皮紫紧薄,中肉辣辛,去壳用肉,以油包为佳。凡使须以糯米粉汤浸裹豆蔻于糖灰中煨熟,去粉用,时但以面代粉而已,勿令犯铁。

肉豆蔻味辛,气温,无毒,入足太阳、阳明经,亦入手阳明大肠。为理脾开胃,消宿食,止泻利之要药也,禀火土金之气。香能辟恶,除不祥,又中气不虚,则邪恶之气不能入,故主鬼气及温中。脾主中焦,胃为后天生气之本,脾胃之阳气旺则积冷,心腹胀痛,霍乱中恶,冷症呕沫,冷气消食,止泄,小儿乳霍诸症自除矣。故《普济》以姜汤调服治吐泻,《圣惠方》以粥饮调下治冷利,皆取此义而制之,其斯为肉果之能事矣。然下初起方盛者不宜用,以其有止泻之功也。又不先宜多用,多则泄气,以其有下气之力也。用以开胃止泻亦遍记之。

白 豆 蔻

其色白,圆大如牵牛子,壳白厚,其仁如缩砂仁,出伽古罗国①,呼为多骨,今亦生两广。子七月采收,入药去皮炒用。

白豆蔻味大辛热,气大温,味薄气温,轻清而升,阳也,浮也,无毒,入手太阴肺经。惟大辛大热,所以主积冷气,止吐逆反胃。古方谓治胃冷,吃食即欲吐者必加用之,盖取于此暖能消物,故又主消谷,温能通行,故又主下气。东垣用以散肺中滞气,宽膈进食,去白睛翳膜,又取其散滞之功也。故苏恭曰其用有五:一入肺经本药,一散胸中滞气,一去感寒腹痛,一温暖脾胃,一治赤眼暴发。去太阳经目内大眦红筋用少许,殆尽其能事矣。

缩 砂 密

名义未祥,或云实在根下,仁藏壳内,取其密藏之意,俗名砂仁。产波斯及岭南山泽,三四月间开花,在根下,五六月间成实,一团八隔,可四十余粒,大如黍米,外微黑,内白而香,入药微烘研用。

砂仁味辛苦,气温,可升,可降,降多升少,阳也,无毒,入手足太阴、阳明、太阳、足少阴七经②。得白檀香、豆蔻为使入肺,得人参、益智为使入脾,得黄檗、茯苓为使入肾,得赤白石脂为使入大小肠。辛能散又能润,温能和畅通达,虚劳冷泻,脾肾不足也,宿食不消,脾胃俱虚也,赤白带下,胃与大肠

---

① 伽古罗国:哥谷罗国的意译,在今马来半岛西岸之吉打。《新唐书·地理志》附"广州通海夷道":"其北岸则个罗国,个罗西则哥谷罗国。"哥谷罗国达浑都督府,以延陀部落置,侨治宁朔,领州五,姑衍州步讫若州溪弹州,永徽中,仆固州都督府治朔方,右隶夏州都督府。

② 入手足太阴、阳明、太阳、足少阴七经:原作"入手太阴、阳明、足少阴七经",文义互不相符,据《本草纲目(金陵本)》·第十四卷·草部(三)中"缩砂密"条校正。

因虚，而湿热与积滞客之也。辛以润肾，使气下行兼温，则脾肾之气皆和，和则冷气自止，宿食自消，赤白带下自愈，气下则气得归元，故腹中虚痛自已也。甄权用以主冷气痛，止休息痢，取其能消化水谷，温暖肝肾也。藏器用以主上气奔豚，鬼疰邪气，盖鬼疫必由于脾肾两虚，阴阳乏绝故也。《日华子》用以主一切气，转筋霍乱，必由脾胃为邪气所干，胃气壅滞闭塞而成也。杨氏用以止吐安胎，气结则作痛，气逆则胎不安也。洁古用以治脾胃气结滞不散，皆取下气散结，温中和胃，入脾、入肝、入命门、入大肠之故耳。时珍用主醒脾调胃，以缩砂仁属土能引诸药归缩丹田也。若兼肾虚气不归元，必用此为向导之剂，取其达下之旨也。要而论之，砂仁为开脾之要药，和中气之正品，治气之美剂。若其能调食味，及蜜蓝糖缠用之，不过爱其香而审耳。其疗铜铁骨鲠古方煎汁咽下其效如神，不识其性又何以能制此物，吾不敢强以为知矣。

山　茱　萸

与吴茱萸甚不相同，未审其何因命名，《本经》一名蜀酸枣，象其形也。产汉中山谷，生青熟红，近霜降时摘取，阴干炮炙。论言一种雀儿苏，即胡颓子，真相似只是核，八棱，不入药用。凡使以酒润去核，取皮，暖火熬干用，能壮元阳秘精。其核能滑精，不可服。

山茱萸味酸涩，气平，无毒。蓼实为使，恶桔梗、防风、己，入足厥阴肝经能补肝明目，入足少阴肾经能益肾强阴。男子阳道不兴，阴茎不长，腰膝不暖，水脏不足，女人月经不定，老人小水不节，此药并能治之，取其味之酸涩而收滑脱，能添精补髓，温中逐寒，坚骨强志，益腰壮膝故也。仲景八味用之，取其益肾而固精，有可征矣。亦除一切风邪，却诸般气证，取其下气出汗之故。若《本经》所谓能通九窍，恐非涩剂之所能，此读书者之又贵于明理也。

枳　实

枳乃木名,从只,谐声也。实乃其子,故曰枳实。生洛西江湖州郡,而以商州者为佳,似橘而极小,与枳壳本为一物。但七八月采者小,九十月采者大,小者皮厚而实,大者壳薄而虚,故后人分名之因,别出枳壳一条。今从之凡使皆以陈久年深者为佳,并去瓤核,以小麦麸炒,至麸焦去麸用。

枳实味苦酸,性寒,味薄,气厚,阴也,阴中微阳,无毒。其性酷而速,专于走下,下则主血,入足太阴脾经。治心腹脾胃之病,有疏通破结之力,有倒壁冲墙之势,有滑窍破气之能,故凡脾经积血而心下痞痛,宿食不消而结实满胀,以及胸胁痰癖壅盛,胃中湿热泻痢,伤寒结胸,上气,喘咳等症,皆能治之。盖以其有下气之功,散血之力,破坚之用也。然《本经》既言消痞,而复言益气者,何也?盖佐以大黄、牵牛、芒硝则能破气,佐以人参、白术、生姜又能益气。仲景承气汤用之,取疏通破结之功;丹溪泻痰药加之,取倒壁冲墙之捷;而胸膈皮毛之病不及焉,以其专于治下也。

枳　壳

壳即实之大者,以其壳薄而虚,故别名之。九十月采,阴干,以番肚如盆状者为真。亦尚陈久,近有近道所出者,俗呼臭橘,其色绿,不堪入药。

枳壳气味,并与实同,但大则性详而缓,专于治高,高则主气,入手太阴肺经。治胸膈皮毛之病,能破气胜湿,化痰泄肺,走大肠者,多用之,故治肺中结气,胃痞,将成两胁虚胀,遍身风疹,亦破痰癖,亦散积聚,亦利关节,亦消宿食,亦止泻痢,但功力稍缓耳。配以苏梗有顺气瘦胎之功,配以黄连有解毒散郁之妙。古方多合二陈,用以理气,盖枳壳专于下气,二陈专于行气。行而不下,则浊气妄行于上,而为咳嗽、气盛之症;下而不行,则清气妄行于下,而为肠鸣、飧泄之症,故每相配而不离也。然有损胃中至高之气,止可二三服而已。禀受素壮,而气刺痛者,看在何部经分,以别经药导之。若气血弱者,则全不可服。此壳与实高下缓急之辨也。合而论之,大抵枳实、枳壳,其功皆主于利气,气下则痰喘止,气行则痞胀消,气通则痛刺止,气利则后重除,故以枳壳利胸膈,枳实利肠胃。然张仲景治胸脾痞满,以枳实为要药,诸方治下血痔痢,大肠秘塞,里急后重,又以枳壳为通用,则枳实不独治下,而枳壳不独治高,惟善用者之神明而已。抑又闻之,橘皮治高,青皮治低,均为治气之药,似乎相类。然枳实泻胸中充实之满,枳壳去胸中至高之气,陈皮清膈间之痰,青皮治腹下之痛,是虽体质相近,而功效自相远也,读者不可混而无别。

猪 苓

其块黑似猪屎,亦木之余气所结,如松结茯苓之义,故名。他木皆有,惟枫树为最多,故又名枫树苓。生衡山山谷,取其行湿,削夫粗皮生用为佳。

猪苓味甘苦淡,气平,降也,无毒,入足太阴膀胱,能清化源,入足少阴肾经,能利水道之药也。故凡泄泻自利而谷道不实,或小便不利而四肢浮肿,或黄疸水肿而怠惰嗜卧,或病浊欲饮而水逆腹吐,或白浊带下,或子淋胎肿,惟猪苓之苦泄滞、甘助阳、淡利窍者,可以行水而治水,渗泄而不骤也。但行水之功多,水行则燥,久服损肾昏目,故肾虚之人,切勿轻用。

红 花

宋《开宝》名红蓝花,其花红色,叶颇如蓝,故有蓝名。张骞得种于西域,今亦处处有之,冬月下种,四五月采花,曝干,并宜酒洗。

红花味辛甘苦,气温,阴中之阳,无毒,入心经,养血,多用能破血。《本草》并主产前胎死腹中，产后血晕口噤，腹内恶血不尽，缓痛，以及经闭不通，而寒热交作，月水不调，而过期紫黑，或胞衣不下，或恶露抢心，非红花不能破血以行之。若在男子，如跌蹼[①]损伤而气血瘀积，或疮毒肿胀而溃痛难安，红花又能和其气血，调其脉理以治之。盖血生于心，包藏于肝，属于冲任，红花色与之同类，故为血家要药。大抵得酒则能和血而养血，得归、芍则能和血而生血，得苏、木则能和血而破血，得棱、术则能破血而行血，得地榆则能敛血而生血，得姜、桂则能行血而散血。凡有事于治血者，舍此其谁归乎！

荆　三　棱

　　三棱草有三棱也，生荆楚地，故名荆三棱，以著其地。有四种，荆三棱黄色体重，状若鲫鱼而小；又有一种状若乌梅而稍大，体轻，有须者，名黑三棱；有钩曲如爪，亦皮黑而肌白，体至轻，名鸡爪之棱。形虽各异，而其实一种，即如乌头、乌喙，云母、云苗之类，本非两物。又有石三棱，黄白色，形如钗服，种类难殊，亦消积气，力有刚柔之分，用无彼此之别。但今举世所用，皆淮南黄蒲根，体至坚重，刻削鱼形。难太医不以为谬，流习之误，不知缘何命名，用宜详之。修治：用醋炒，或煮熟焙干，入药为良。

　　三棱味苦辛，气平，阴中之阳，无毒。色白属金，乃肝经血分药也，盖血随气行，气聚而血不流，则生气结之患。惟三棱之苦泄辛散，能破血中之气，故《开宝》治老癖癥瘕，积聚结块，未有不由血瘀气结，食停所致，故专治之，所谓坚者削之也。又主产后恶血结，通月水，堕胎，止痛，利气者，亦散血行血之功也。洁古用以治心膈痛，饮食不消，海藏用以通肝经积血，皆此意也。但有开结破滞，功近香附而力峻，故元虚之人，还宜忌之，虽用炮制而亦大伤正气，非气盛血实者，不可用也。

---

　　① 蹼：当作"扑"。

蓬 莪 茂

茂音术，名义未详，生西戎及广南诸州，根如生姜，而茂在根下，如鸡鸭卵，大小不常。九月采削，去粗皮，蒸熟曝干用，今人多以醋炒，或煮熟，入药取其引入血分也。

蓬茂味苦辛，气温，无毒。感夏末秋初之气，而得土金之味，入足厥阴肝经气分，能补气中之血，入气药，发诸香，主积聚诸气，为最要之药，与荆三棱同用为良。《开宝》主治心腹痛，中恶痓，治鬼气，霍乱，冷气，吐酸水，解毒。夫心腹痛，非血气不得调和，即是邪客中焦所致，中恶痓疰鬼气，皆由气不调和，脏腑壅塞，阴阳乖膈，则杀疠痓疰鬼气得以凭之。茂气香烈，能调气通窍，窍利则邪无所容而散矣，解毒之义亦同。其主霍乱冷气，吐酸水，及饮食不消，皆行气之功也，故多用酒磨。又疗妇人血气结积，丈夫奔豚，入肝破血行气故也，多用醋磨。然其性猛烈，若气血两虚，素无积滞者用之，反能损真气，即有血气凝结，饮食积滞者，当与健脾开胃、补益元气药同用，乃为无损耳。

天 麻

即《本经》赤箭，赤箭是芝类，茎如箭干，赤色。天麻即赤箭之能，出郓州者佳，春生苗，独抽一茎，直上，高之四尺，如箭干，茎中空，开花结子，子如豆大，至夏不落，反从干中而下，至土而生。其根形如黄瓜，周环连生，十二棱象十二辰，大者重半斤或五六两。其皮黄白色，名曰龙皮，肉名天麻。二月、三月、五月、八月采，初得乘润刮去皮，沸汤略煮过，曝干收之。

天麻，味辛气温，阳也，无毒，得土之辛味，兼感天之阳气以生，入足阳明、足太阴经。风为阳邪，阳能开发，辛能走散，燥能除湿，故为祛风除湿之上药。《本经》主杀鬼精物蛊，毒恶气者，以阳气独盛也；消痈肿，下支满者，除痰湿也；疝者，寒湿为病；下血者，肠胃湿热。天麻能散风消湿，故亦主之。然古人医方中，惟疗风为最多，故尝于大人风热头痛，小儿风痫惊悸，诸风麻痹不仁，风热，言语不遂者，用之。罗天益云：眼黑头旋，风虚内作，非天麻不能治。盖天麻乃定风草，故为治风之圣药。今有久服天麻药，遍身发出红丹者，是其祛风之验也。若夫久服益气力，长阴，肥健轻身，增年，则古今未有尝试之验，不敢遽谓其能也。

秦艽

出秦中，以根作罗纹交纠者佳，故名秦艽。出甘松龙洞，今河陕州郡多有之，须于脚文处认取左文者为真。凡用以布拭去黄白毛，乃用还元汤浸一宿，日干用。雷公以左文列为秦，即治病；右文列为艽，即发脚气。分为二名二用，似不必。

秦艽味苦辛，气平，微温，无毒，菖蒲为使，畏牛乳，感秋金之气，降多于升，入手足阳明经。苦能泄，辛能散，微温能通利，故《本经》主寒热邪气，寒湿风痹肢节痛，下水，利小便。性能祛风除湿，故《别录》疗风无问新久，及通身挛急。《日华子》以之治骨蒸及疳热者，以其能燥湿而散热结也。甄权治酒疸，以其能解酒毒也。元素以之治手足不遂及大肠泻血，取其去阳明之湿热也，以之养血荣筋，泄热，益肝气以其能清胃和肝也，而总之秦艽为风寒湿之神药。吾尝于寒湿风痹，肢节疼痛，遍身拘挛，五疸湿热，一身尽痛，肠风脏毒，痔漏脱肛等症，并用酒洗治之，是诚得其道也夫。

何 首 乌

本名交藤，其藤夜交也，采服有功，即以采人为名。又赤者专消肿毒，故外科呼为疮帚，呼为红内消，言其功也。本出顺州南河县①，今在处有之。有五十年者，有百年及三四百年者，年愈深则根愈大，直有如三斗栲栳大。中有山岳鸟兽形状，呼为山精，服之，不惟有子乌须发，而且长寿成仙。李远称为仙草，良不谬也。白者为雌，赤者为雄，雌者入气分，雄者入血气，入药宜雌雄并用。乘湿以布拭去土，曝干，临时以竹刀切米泔浸，经宿曝干，木杵臼捣之，忌铁器。时珍法：用何首乌赤、白各一斤，如上法切片，用黑豆三斗每次三升三合三勺，以水泡过，炒锅内铺一层首乌一层，重重铺蒸，豆熟去豆，晒干，如前法，九蒸九晒乃用。

何首乌，味苦涩，气平，微温，无毒。茯苓为使，忌诸血、无鳞鱼、萝卜、蒜、葱、铁器，同于地黄，能伏朱砂。得春升生气而生，入足厥阴肝经，兼入足少阴肾经，为益血祛风之上药。肾主闭藏，肝主疏泄，此药苦补肾，温补肝，涩收敛精气，故能养血益肝，固精益肾。《本经》主黑髭须，悦颜色，久服长筋骨，益精髓，延年不老，令人有子，皆补肝肾，益精血之极功也。其曰疗头面风疮者，即所云治风先治血也，惟益气血，则经之治瘰疬，消痈肿，治五痔，止心痛，以及妇人产后赤白带下诸疾，皆可推而知矣。如是，则虽长生地仙之说，不可尽信，而活血治风之功，岂无验而云然哉。

威 灵 仙

威言其性猛也，灵仙，言其功神也。出商州上洛山及华山并平泽，以不闻水声者为良。其根每年旁引每年深转茂，一根丛须数百条，长者二尺许，初时黄黑色，干则深黑，俗称铁脚威灵仙者。以此若根须一样，但色或黄或白者皆不可用。

威灵仙，味苦气温，可升可降，阴中阳也，无毒，忌茗面汤。性善走，能上行、下行、横行，通入十二经，为风药之宣导，治风湿冷痛之要药也。故《本经》

---

① 顺州南河县：古县名，唐高祖武德五年（622）置，今广西壮族自治区陆川县东南古城镇。

主诸风,其曰:腹内冷滞,心膈停水,皆寒湿所致。风能胜湿,湿喜燥,寒喜温,故克主之。又曰:治膀胱宿脓恶水,靡不由湿所成,腰膝冷疼,亦缘湿流下部,侵筋致之,祛风除湿,病随去矣。故尝于四肢痛风,三焦冷痰积聚,及腰肾诸冷痛,积年不瘥者,服之无不立效。但性主疏利,久服恐损真气,故气壮者宜服,气弱者不宜用也。至若久积癥瘕,疟癖气块,及扑伤等症,《本草》虽载,然病于血分者多,气分者少,而又未必皆由于湿,施之恐亦无当,取节焉可也。

乌 药

乌以色名,其叶状鳑蚍[①]鲫鱼,故俗呼为鳑蚍树,《拾遗》作旁其,方音讹也。有二种,岭南者黑褐色而坚硬,天台者白而虚软,并以八月采根如车毂纹形,如连殊者佳。然天台者,虽香白可爱,而不及海南者力大。

乌药味辛,气温,气厚于味,阳也,无毒。入足阳明胃经及足少阴肾经,辛温香窜,能散诸气,但性和而不甚刚猛。本草主治一切冷霍乱,反胃,吐食,泻痢,中恶,心腹痛,宿食不消,天行疫瘴,以及中气,脚气,疝气,气厥,头痛,肿胀喘急,女人滞凝,血气,小儿积聚,蛔虫,皆取顺气之义,气顺则风自散。故《和剂局方》治中风,中气,诸证,用乌药顺气散。以先疏其气者,正以疏风顺气,功用本一辄也。寇氏谓同沉香磨汤点服,治胸腹冷气,甚稳,当斯见道之言也。又磨服治猫狗百病。

藿 香

豆叶曰藿,其叶似之,故名。藿香种是南海来,方茎有节丛生,叶正似桑,而差小不光,其气极似藿香,无别者是,若叶尖作薄荷气者,乃别种薄荷。

---

① 鳑蚍:规范名作"鳑鲏"。鳑鲏,是鲤科鳑鲏亚科的鱼类统称。常见的有高体鳑鲏和大鳍鱊等。

又吴中所莳①一种酒药草，茎紫黑色，气味相似，非藿香也。洁古、东垣惟用其叶，不用枝梗，今人并枝梗用之，因叶多伪故耳。

藿香味辛甘，气微温，味薄气厚，可升可降，阳也，无毒。禀清和芳烈之气，入足太阴脾经，健脾开胃，入手太阴肺经，温中快气，此中州至要之药也。《别录》主风水毒肿，去恶风，止霍乱心腹痛，皆由脾虚邪入中焦之症。香气先入脾，理脾开胃，正气通畅则前症自除矣。苏颂以为脾胃吐逆之要药；洁古谓其助胃气，开胃口，进饮食；海藏谓其温中快气。肺虚有寒及寒郁热壅于上焦，饮酒口臭，煎汤饮之，皆辛温入肺、入脾，清上治中之功也。是以古方入乌药顺气散以理肺，入黄芪四君子汤以理脾，意可见矣。

茨 实

茨可济俭歉，故谓之茨，即鸡头也。花似鸡冠，其实如鸡头，故以之名。苗生水中，叶大如荷，贴水皱而有刺花，子如拳大，作鸡头形，皮青黑实，若石榴里子，累累如珠玑，是其所生之状也。凡用蒸熟烈日晒裂，取仁，亦可春取粉用，入涩精药，连壳用可。

茨实味甘涩，气平，无毒。《本草》主去湿痹，暖腰膝，益精气，强志意，利耳目，止遗溺，涩精滑，为补中益气之要药。然而今之用者，则惟以时珍之止渴益肾，治小便不禁，遗精、白浊，带下为最验。大抵此剂有补心肾之功，而又实脾胃之气，故古方熬金樱子膏和丸服之，谓之水陆二仙丹，以治精气虚滑。又尝以作粉配参苓蒸糕，以补中益气，是可识其用之法矣。

木 通

有细细孔两头皆通，今之所谓木通，《经》之所谓通草也。生泽潞汉中江

---

① 莳：音 shì，移植，种植。

淮湖南州郡，蔓生，蔓大如指。有紫、白二种，紫者皮厚味辛，白者皮薄味淡。正月采收阴干入药。

木通味辛甘，而淡，气平味薄，降也，阳中阴也，无毒。禀清秋之气，兼得土之甘淡而生，入手厥阴心包络、手足太阳小肠、膀胱经之药也。故上能通心清肺，治头痛，利九窍，下能泄湿热，利小便，通大肠，治遍身拘痛。《本经》主除脾胃寒热，以其通气利湿热也。其曰通利九窍，血脉关节，以其味淡渗而气芬芳也。令人不忘者，心家之热去，则心清而不忘也。治恶虫者，湿热生虫也。《别录》又主脾疸，常欲眠，心烦哕者。脾家湿热壅盛则成疸；心脾之热不清则昏昏欲眠而心烦；哕音声出于肺，肺家之湿热去则肺金之气清，而音出矣。治耳聋者，泄肾家之湿火也。散痈肿诸结不消及金疮恶疮，鼠瘘踒折，齆鼻，息肉，堕胎，皆通窍之所致也。甄权曰：华子辈复发其利小便治五淋之功，而古方导赤散用之，以其能泻丙丁之火，则肺不受邪。能通水道则津液自化，而诸经之湿与热，得由小便泄去故也。本草十剂，与防己并云，通可去滞者，盖防己大苦寒，能泻血中湿热之滞，又通大便。木通甘淡，能助西方秋气，下降，利小便，专泻气滞也。东垣论云：肺受热邪津液气化之源经，则寒水断流，膀胱受湿热，癃闭约缩，小便不通，此宜治之。其症胸中烦热，口燥舌干，咽干，大渴引饮，小便淋沥，或闭塞不通，胫痠脚热，并宜此治之。而时又尝用以治惊者，夫惊由心气所郁，故不治其心，而反治小肠，因其心与小肠相为表里，使肠通而心郁散也。合观诸论，则木通其真通经利窍，导小肠火之圣剂欤！

使　君　子

俗传潘州①郭使君，疗小儿多独用此药，后医家因号为使君子云。出海南交趾，其茎作藤如手指指大，其子类卮子，而有五棱，壳青黑色，长寸许，

---

① 潘州：古代行政区划名称，在今广东高州，最初属于唐代建置州，唐贞观八年（634）置，北宋开宝五年（972）废，时历 338 年。

其中仁如榧子,色味如粟,久则油黑不可用。

使君子,味甘气温,无毒,得土之冲气,而兼感乎季春之令以生。甘入脾,故入足太阴、阳明,能补脾健胃。惟脾健胃开则乳食自消,湿热自散,水道自清,所以有治五疳、止白浊、杀蛔虫、疗泻痢、除疮癣之功,宜其为小儿诸病上药也。昔时诊治虫病法:于每月上旬侵晨①空腹食使君子仁数枚,或以壳煎汤咽下,次日虫皆死而出。为其不苦不辛,而能杀疳蛔之故,俗医乃谓杀虫至尽,无以消食,真鄙俚之言矣。

金 银 花

即忍冬也,其花黄白相半,凌冬不凋,故有金银花、忍冬之名。处处有之,附树延蔓,气甚芳香,四月采花,阴干。藤叶不拘时采,功用皆同。

金银花味甘,气微寒,无毒,感土之冲气,禀天之春气以生。《别录》治寒热身肿,久服轻身,长年益寿。甄权:腹胀满,上气下澼。藏器:又以逐尸,治风,癣利。夫甘能益血,甘能和中,微寒即生气也,气味如斯,其主治固其所宜,而后专以治肿毒,痈疽,疥癣,杨梅诸恶疮。散热解毒为要药,谓其未成则散,甚多拔毒之功,已成则溃,大有回生之力。或捣汁挼酒顿服,或研烂拌酒,厚敷,或和别药煎汤,随症轻重取效,而不及他治焉。岂古今时变不同乎,何治效迥异若斯也,然药宜信其所见,不宜轻试其闻,吾又安敢是古而非今哉。

金 樱 子

樱当作罂,谓其如黄罂也。南中州部多有之,丛生郊野。大数蔷薇有

---

① 侵晨:黎明,天快亮的时候。

刺，实黄赤色，形如小榴，半黄时采，劈开去核，去毛煎或捣末用。

金樱子，味甘微涩，气平温，无毒。主治脾泄下痢，精滑自流，梦中精泄，小便数。去睡后遗尿，取其温且涩也。若世人待红熟时取汁，熬膏，味甘全断涩味，误矣！故法取半黄者，捣末熬膏，正恐其太熟也。

蒺　藜　子

蒺，疾也；藜，利也；其刺伤人甚疾而利也。有二种：一种刺蒺藜，多生道上及墙上，三角四刺，状如菱而小；一种白蒺藜，结荚长寸许，内子大如脂麻状如羊肾带绿色，出沙苑谓之沙蒺藜。入药不计丸散，并炒去刺用。

刺蒺藜，味苦辛，微温，无毒，感地中阳气以生。苦能泄，温能宣，辛能散，故《本经》主恶血，破癥结积聚，喉痹，乳难。身体风痒，头痛，咳逆，小儿痘疮，痈肿阴癀。以其入肝主风也，故风寒多用刺蒺藜。白蒺藜，味甘微辛，甘能和中，辛能润燥，主治肺痿，止烦下气，久服长肌肉，明目轻身，以其入肾益精也，故补肾药中，多用沙苑蒺藜。然考之古方不分补肾治风，俱用刺蒺藜。《仙方》单服法亦不间黑白，但取坚实者舂去刺用，意功力或不甚相远也。

茵　陈　蒿

此虽蒿类，经冬不死，更因旧苗而生，故名茵陈，后加蒿字耳。近道皆有，不及泰山者为佳。其叶如淡色青蒿，而皆白叶，枝细紧扁整，九月开细花，黄色，谓之山茵陈。去梗细挫，勿令犯火。

茵陈，味苦辛，气平微寒，无毒。感天地苦寒之味，而兼得春之生象以生者也，入足阳明、太阴、足太阳三经，除湿散热结之要药也。《本经》治风湿寒热，邪气热结，黄疸。《别录》治通身发黄，小溲不利，除头热，去伏瘕，通关节，去滞热，伤寒用之。故世方用山茵陈疗体痛，解伤寒发汗，行肢节滞气，化痰利膈，治劳为要药。然考之本草正经，惟治伤寒，寒热甚，发黄身面悉黄者，用之极效。阳黄多热，有湿有燥，张仲景湿黄用茵陈栀子大黄汤，燥黄用茵陈栀子檗皮汤。如苗涝则温黄，苗旱则燥黄，"湿则泻之，燥则润之"之意也。阴黄多寒，李思训用茵陈附子汤，二人皆以茵陈为君，随其寒热而佐以大黄、附子者也。

豨　莶

《韵书》：楚人呼猪为豨，呼草之气味辛毒为莶，此草气臭如猪，而味莶，故谓豨莶。猪膏、虎膏、狗膏之名，因其气似又治虎狗伤也，蜀人又号火杖。处处有之，素茎有棱，兼有斑点，叶似苍耳而微长似地松而稍薄，对节生，茎叶皆有细毛，外萼有细刺黏入。五月五日、六月六日采去粗茎，留叶及散花，实净洗，暴干入甑中，层层洒酒与蜜蒸之，又曝又蒸如此九过，则气味香美捣筛为末，蜜丸酒服。

豨莶味苦，生寒，熟温，无毒，又曰有小毒。本草主治肝肾风气，四肢麻痹，骨节膝弱，风湿诸疮。故后人依法蜜丸，云甚益元气。久服眼目清明，久久服髭须乌黑，筋力轻健，兼治暴中风邪，肌肉麻痹，骨间冷，腰膝无力，及风湿诸疮，妇人久冷者，其效不可胜著。乃又云有小毒者何欤？时珍生捣服汁，则令人吐，故云有小毒。九蒸九曝，则补人去痹，故云无毒。至若苏恭所云：主金疮止痛，断血生肉，诸恶疮，消浮肿捣封之。藏器又主久疟，痰癊，捣汁服取吐。传虎伤、狗咬、蜘蛛咬、蚕咬皆宜生用，此或取其寒或取其毒也，不在蒸曝服食之例。

常　山

常山郡名，即今真定，或此叶始产于此，而名之。今出宜都、建平，细而黄实者呼为鸡骨常山，用之最胜。生用上行必吐，酒蒸炒熟用则气少缓，不甚吐人。

常山味苦辛，气寒，无毒，得甘草善吐，畏玉札，忌葱菜及菘菜，伏砒石。性暴入口即吐，能逐饮能驱痰破产疬。《本经》主伤寒热发，湿疟鬼毒，胸中痰结，吐逆。甄权治诸疟吐痰涎，项瘤瘿，皆取苦泄辛散，阴寒祛热之义。而时方惟用以治疟最多，古人云：无痰不成疟，疟家多有蓄痰，涎黄水，或停潴心下，或结澼胁间，乃生寒热，法当吐痰逐水者，必得此开痰之剂以治之。况岭南西粤等方，或多山岚瘴疬之气，所感邪气，充于荣卫皮肤之间，欲去其皮肤毛孔中瘴气，根本非常山不可，以其性能祛逐老痰积饮，善散山岚瘴疬之气故也。但疟有不同，有六经疟，有五脏疟，有痰湿食积疟、瘴疫鬼邪疟，阴阳虚实，不可一概而论。苟能审此而于当吐者佐甘草，于当利者佐大黄，当入肝者佐乌梅、鲛鲤甲，当入心者佐以小麦、竹叶，当入肺者佐以秫米、麻黄，当入肾者佐以龙骨、附子，当入脾者佐以草菓、槟榔。于不当吐者，酒蒸炒熟，佐以七宝散冷服之，而又用于发散表邪，及提出阳分之后，其效立见。不尔则开痰甚速，真气必伤，《雷公》：老人久病切忌之戒，甚不可忽。苗名蜀漆，功用略同，尤善消坚积，破癥瘕。

恶　实

即牛蒡子，以其实状恶而多刺钩，故名恶实。又为牛菜，俚人请之便牵牛，故名牛蒡子。处处有之，叶大如芋，叶而长实，壳以粟棣，而小如指头，多刺，秋后菜子入药，以酒拌，待有白霜重出以布拭去，焙干捣粉用。

恶实味苦辛，气温平，阳中之阴，可升可降，无毒。辛主散，苦主泄，温主宣，而阳性又主升主发，故能润肺散气，和咽膈，去皮肤风，通十二经。而医方中凡遇一切，风湿阴疹，风热咽喉不利，牙齿蚀疼，以及风水身肿，痘疮难出，痈疽疮毒无头者，必资于此，诚得乎宣发升散之理也。

天 南 星

即名虎掌，因其根四畔有圆芽，尖如虎掌。又名南星者，其圆白形如老人星状也。古方但言虎掌，不言南星，近唐人中风痰疾方中用之，乃别出此名耳。生汉中山谷，今河北川郡都有之，初生根如豆，渐长如半夏，而扁与蒟蒻①相似，人多误采。但蒟蒻茎茎斑花紫，南星根花柔腻肌细，包之易裂为可辨耳。治风痰有生用者，须以湿汤洗净，仍以白矾汤浸三日夜，日易水，曝干用。熟用，须于黄土地握一小坑，深五六寸，以炭火烧赤，用好酒沃之，安南星于内瓦盆覆一钱，泥封过一夜，取出用急则以湿纸包置炉火中，炮裂可也。造南星法：于南星生研末，脱且取黄牯牛胆汁，和剂细入胆中，悬风处干，年久者佳，择南星有年久大如鸡卵一两以上者佳。

天南星，味苦辛，气平，可升可降，阴中阳也，有毒。蜀漆为使，恶莽草，畏附子、干姜、生姜，生能伏雄黄、丹砂、焰硝，得火金之气而生，入手太阴经。苦则燥，辛则散，温则通，南星味辛而麻，故能治风散血，气温而燥，故能胜湿除涎，性紧而毒，故能攻积拔肿，治口渴舌糜。本草主治中风麻痹，口噤不语，跌蹼损伤，血凝瘀积，所谓治风散血也。治胸膈稠痰，眩运僵仆，利水道，除阴下湿，所谓胜湿除涎也。攻坚积消肿痛，及蛇虫伤，疥癣恶疮，风痫口眼㖞斜，喉舌疮糜，所谓攻积拔毒，治口渴舌糜。而总之，约其至要，大抵治风寒郁于肺家，以致风痰壅盛之要药尔。故佐以姜、桂、附，治破伤风，口噤身强；佐以皂角、川乌、茯神、牛黄、天竺黄、丹砂，治惊痫；又加天麻，治一切风痰壅盛；佐以桂枝、干姜、甘草、细辛，治西北人真中风，风痰卒壅，僵仆，每得神助耳。然其气大温而燥烈，与半夏相类，且

---

① 蒟蒻：音 jǔ ruò，中药名。为天南星科植物魔芋、疏毛魔芋、野魔芋、东川魔芋的块茎。魔芋分布于陕西、宁夏、甘肃至长江流域以南各地；疏毛魔芋分布于江苏、浙江、福建等地；野魔芋分布于江西、福建、广东等省区；东川魔芋分布于云南。具有化痰消积，解毒散结，行瘀止痛的功效。主治痰嗽，积滞，疟疾，瘰疬，癥瘕，跌打损伤，痈肿，疔疮，丹毒，烫火伤，蛇咬伤。

半夏气辛而且守,南星气润而不存;半夏性燥而润,南星性燥而急;半夏治湿痰多,南星治风痰多,是其所异,而毒又过之,故元虚者勿用,即可用者亦必火炮熟之,使毒性稍缓。古方又以牛胆制南星,名曰胆星者,盖星被胆所制,则苦寒之性制星而不燥,且胆有益肝镇惊之功,故用者以南星治元本素足,风痰气盛之症;以胆星治元虚气弱,惊风痰嗽之症,则当矣。若谓南星即胆星,不几以生地为熟地矣。

肉苁蓉

其物补而不骤,故有从容之号,从容和缓之意。陕西川郡多有之,然不及西羌来者肉厚而力紧。旧说系野马遗沥所致。今西人取大木间及土堑坑中多有之,乃知自有种类。或者物生于马沥,后乃滋种,如茜根生于人血之类,是也。择须以软而肥,厚大如臂者良,伪者多以金莲根嫩松稍,盐润为之,又以草从容充之。然今人所用大略皆草从容之去花者,其功稍劣。制法须清酒浸一宿,去沙土浮甲,劈破中心,去白膜一重,如竹丝草样,有此能隔人心前气,令人上气也。

肉苁蓉味甘,酸咸,气微温,无毒,得地之阴气、天之阳气以生,入肾,入心包络、命门,滋肾补精血之要药也。《本经》主五劳七伤,补中,除阴茎中寒热痛,养五藏,强阴,益精气。多子者以甘能除热补中,酸能入肝,咸能滋肾,肾肝为阴,阴气滋长,则五脏之劳热自退。除阴中寒热则痛自愈,肝肾足则精血自盛,精血盛则多子。《别录》又主妇人癥瘕,除膀胱邪气,腰痛。盖妇人癥瘕,病在血分,血盛则行,行则癥瘕自消矣。膀胱虚则邪气客之,得补则邪气自散,腰痛自止,皆益肾补精血之效也。故尝于男子阳道不兴,女子绝阴不产,男子泄精遗沥,女子带下阴痛,腰膝乏力,精髓空虚者,用苁蓉以补之,每得大效。但丹溪有云:峻补精血,骤用反动大便,是虑其清也。若《别录》治痢之说,岂滑以导痢之意乎,是心不得之数矣。

紫　菀

其果色紫而柔宛,故名。《斗门》谓之返魂草,言其功也。生汉中,房陵山谷,形似重台,根作节紫色,润软者佳。今人多以车前、旋覆根,赤土染过伪之。紫菀肺病要药,肺本自忘津液,又服走津液药,为害滋甚,不可不办。凡使先去须,有白如练色者,号曰羊须草,自然不同,去头及土,用东流水少蜜浸一宿,焙干用。

紫菀,味苦辛,气温,无毒,款冬为使,恶天雄、瞿麦、藁本、雷丸、远志,畏茵陈,感秋夏之气化而兼得地中之金性,入手太阴兼入手足阳明。苦以泄之,辛以散之,湿以行之,辛先入肺,主诸气,故《本经》主咳逆上气,胸中寒热,结气,去蛊毒者,辛之力也。痿蹶者,阳明之湿热重蒸于肺,则肺热而津液不能下滴,伤其气化,以困水之上源,故为痿蹶也。肺为五脏之华盖,而生诸气,肺安则能朝百脉,散精布液于各脏,故云安五脏也。《别录》疗咳逆,吐脓血,止喘悸者,散肺家之邪也。能安五脏,故治五劳及体虚不足,小儿惊痫,亦虚而有热故也,热散则惊痫自止矣,而总之则为肺经湿热要药。故古方于热客肺家,有动血痰之嗽者,必用紫菀兼血药以清肺而养血,是可得其理矣。又名返魂草者,《斗门方》于喉缠风痹,不通欲死,用根一茎洗净内入喉中,待恶涎出便瘥,故以功名之。

款　冬　花

《尔雅》名颗冻,百草中惟以此不顾冰雪,生于岁末凝厉时,故颗冬之名以此而得。后人误为款冬,款,至也,至冬而花也。第一出河北,十二月、正月,旦取之,以微见花者为佳,若芬芳则少气力。法须去向里里花蕊壳,并向里实如粟零壳者,并枝叶以甘草水浸一宿,晒干用。

款冬花,味苦辛,气温,无毒。杏仁为使,得紫菀良,恶皂荚、硝石、玄参,畏贝母、辛夷、麻黄、黄芪、连翘、青箱,生于阴而成于阳,故入阴经而治阳脏,乃阴阳和平之剂,心肺气血之药也。本草主治肺痿,肺脓,吐脓腥臭,肺气咳逆,痰唾稠黏。泻火邪,定喘促,是治肺之功也;却心虚惊悸,去邪热惊痫,是治心之效也。然考之古方,与百部共为末,姜梅汤下,治久渴立效。又熏法用款冬三两,置炭火上,用瓦盏钻一孔,以小毛管吸其烟数日必效。观此则虽心肺兼治,而治肺治嗽之功为尤验矣。

桑 根 白 皮

桑乃箕星[①]之精,为蚕所食叶之神木,入药惟取根上白皮故别之。桑种甚多,《尔雅》云桑辨自椹者,辨半也,一半有椹,一半无椹。采十年以上向东畔嫩根,刮去青黄薄皮,取里日焙干用。其皮中涎勿去之,药力俱在其上也。皮在土外者杀人,禁用!

桑根白皮,味甘辛,甘厚辛薄,气寒下升,可降,阳中阴也,无毒。续断、桂心、麻子为使,忌铅铁,禀秋冬之气,兼得地之土金以生,入手太阴肺经,泻肺经伏火之药也。故《本经》主治伤中,五劳六极,赢瘦,崩中,绝脉,补虚益气,皆指火邪既退,正气得补,阴血得生之效。《别录》又主去肺中水气,以桑白皮长于利水,即《十剂》所云,燥可去湿之属是上也。又重吐血热渴者,热伤肺,火炎迫血妄行,溢出上窍,而兼发热消渴也,其重水肿腹满,胪胀[②]者,有利水道,除湿补虚之功也。湿热盛则寸白生,消湿除热则虫自不留矣。疗金疮者,甘寒补益,宜于损伤也,而总之泻邪即以补血也。东垣有云:甘以补元气之不足而补虚,辛以泻肺气之有余而止吐,不单言泻而先言补,是补亦因泻而得之耳。故咳嗽痰喘,肺气上逆者,必用桑皮以泻气而

---

① 箕星:即箕宿,星宿名,属水,为豹,为二十八宿之一,东方青龙第七宿。箕宿在七曜属为青龙之风。桑木者,箕星之精也,阳神十一人,姓元阙,名仲。衣飘发玉妙单衣,箕星神主之。
② 胪胀:即腹胀。《广韵·九鱼》:"腹前曰胪。"

平逆；肺胀腹满，水道不利者，必用桑皮以行气而利水；吐血虚劳，客热往来者，必藉其甘辛以清热而治劳；阴虚火动，上乘肺金者，必藉其辛寒以泻肺而治火；即七情伤中，六极羸瘦，亦必藉其甘寒以补肺而治羸，皆此义也。然究竟泻多于补，性不纯良，不宜多服，若肺虚而小便利，则全禁焉。皮中白汁，主治小儿口疮，白漫，拭净涂之便愈。又涂金刀所伤，燥痛，须臾血止，仍以白皮裹之甚良。桑椹，一名文武实，桑之精英，尽在于斯。其味甘，其气寒，其色初丹后紫，甘寒益血而除热，其为凉血补血益阴之药无疑矣。故主治瘅食，止消渴，利五脏，关节痛，血气，久服不饥，安魂镇神，令人聪明，变白不老。多收曝干为末，蜜丸，日服捣粥饮，解中酒毒，酿酒服，利水道，消肿，皆取凉血、补血、除热、利水，自然之道也。桑枝味苦平，不冷不热，可以常服，主治遍体风痒，干燥水气，脚气风气，四肢拘挛，上气眼运，肺气咳嗽，消食利小便。疗痈疽后渴，嫩条细捣一升，熬饮亦无禁忌，久服终身不患偏风。桑叶味苦甘寒无毒，甘所以益血，寒所以凉血，甘寒相合，故能主阴虚寒热，及因内热出汗。其性兼燥，故能除脚气水肿，利大小肠。原禀金气，故能除风，经霜则兼天气之清肃，故明目而止渴。米饮服止盗汗，又煮汤洗手足风痹，殊验。发者血之余，故能长发。凉血故止吐血，合痈口，罨穿掌，疗汤火，解蜈蚣毒，皆清凉补血之功也。桑柴炭清味辛，有小毒，蒸淋取汁，为煎入石灰熬膏。以自吐调敷，灭痣疣黑子，蚀恶肉，煮赤小豆食，大下水胀，敷金疮，止血生肌。

桑　寄　生

诸树皆有寄生，古人惟取桑上者，是假药之气，以为佳尔，故曰桑寄生。寄生叶圆而微尖，厚而柔，面断光泽，背淡紫有茸，世俗多以杂树生者充之，气性不同，恐令有害。然自采或连采者，即难以辨，依书青茎视之，色深黄者为真结子黄绿色，如小豆，碎之其汁稠黏，采得以钢刀和根枝茎叶细剉，阴干勿见火。

桑寄生味苦平，无毒，感桑气之精以生，故其功用一本于桑，而比桑尤胜。《本经》主腰痛，小儿背张，皆血不足之候。又主痈肿，充肌肤者，肿疽多由于营气之热，肌肤不充，由于血之虚也。齿者骨之余，发者血之余，肾气足则须发长，血盛则胎自安，女子崩中及内伤不足，皆血虚内热之故。产后余疾，皆由于血分，乳汁不下，亦由于血虚，金疮则金伤于血，故成种种疾病，莫不悉由血虚有热所致，此药性能益血，故并主之也。就能祛湿，故亦主风湿痹，就古人于风湿作痛之症，每用独活寄生汤，百发百中，今人服之，杳无奏功，讵非药不得其真故耳。况川独活市人多以土当归伪充，两性俱燥，用之则耗卫败荣，无益有损，宁不争剧耶。惟菱山吴氏[①]，谓独活原本羌活一种，以节密轻虚者为羌，节疏重实者为独。川续断与桑寄生，气味略异，主治颇同，不得寄生，即加续断别立其名曰羌活续断汤，使医者不泥于专名，病家勿误于假药，仁恩溥济，何其辽哉。

菟 丝 子

兔丝初生之根，其形似兔握，故割其血以和丹眼，立能变化，则兔丝之名。因此旧言下有茯苓，上有兔丝，似未必。生朝鲜川泽近道，而以冤句者为胜。初生如细丝，不能自起，缠绕他物而生，及长其根自断，无叶有花，香亦袭人，结实如秕豆而细，色黄。法须温水淘去泥沙，酒浸一宿暴干捣末，不尽细者再曝再捣。用宜丸不宜煮。

菟丝味辛甘，气平无毒，得酒良。薯蓣、松枝为使，禀春末夏初之气以生，凝乎地之冲气以成，秋之气而实。盖五味之中，惟辛通四气，复兼四味，《经》曰：肾苦燥，急食辛以润之，菟丝子之属是也。与辛香燥热之辛，迥乎不同，故入少阴肾经，为补肾要药。《本经》主续绝伤，补不足，美益气力，肥

---

① 菱山吴氏：即吴球，明代医家，字菱山，括苍（今属浙江丽水境内）人。博学慕古，少时即研究经书，精于医术。尝著《诸证辨疑》，或称《诸证辨疑录》。又有《用药玄机》《活人心统》《方脉生意》《食疗便民》，均未见行世。

健。《别录》养肌强阴,坚筋骨,茎中寒,精自出,溺有余沥,皆暖而能补肾中阳气之功也。口苦舌燥,津液之不足也;寒血为积,内寒而气弱也;肾脏得补,则二症自去矣。肾脏既实,则久服明目,轻身延年,盖可知矣。故凡男子精髓不足,阴茎痿弱,遗精梦泄,小便滑涩,女子腰酸足寒,子宫久冷,小腹常痛,带下淋沥,为肾经不足之候者。以菟丝兼温补用之,则补而不峻,坚而不强,美而不燥,至和至之剂也。夫药之入肾者不一,黄柏、知母入肾也,然苦寒而不温,泻肾经之气;肉桂、益智入肾也,辛温而不凉,动肾经之燥;苁蓉镇阳之性入肾也,然甘寒而滞气,生肾经之湿,皆不能无弊。而惟菟丝子之入肾,虚可以补,实可以泻,寒可以温,热可以凉,湿可以燥,燥可以润,一如龟甲之实肾,实之而又能益髓也,一如地黄之生肾,生之而又能添精也,则于肾经之不足者,菟丝岂可缺哉!

乳　香

一名薰陆,为其垂滴如乳头,故名。西出天竺,南出波斯等国,西者色黄白,南者色紫黑,有缀木未落者名珠香,有榻地杂砂者名榻香。珠香效速,榻香效迟,故选法圆透明如乳头者为上,俗呼滴乳也。性黏难碾,用时以缯袋挂窗间良久,乃不黏,入丸散用箬盛烘燥,加灯芯同研易细,若煮液,则临熟加调可也。

乳香味苦辛,气温,阳也,无毒。香善窜,能入心经而活血定痛,故本草消肿疽,诸毒,托里护心,为疮疡心腹痛要药。《素问》云:诸痛痒疮疡,皆属心火,是矣。及治妇人难产,折伤,伸筋,亦活血之功也。故与诸香用可以驱邪辟恶,与归、芍用可以调血推生,与[1]二陈用可以补中益气,与四物用可以托里生肌也。昔李嗣真治痈疽初起,用托里护心散,谓其香出疮孔中,能使毒气外出,不致用攻。陈自明用乳香半两,枳壳一两为末,蜜丸,令妇人临产

---

[1] 与:原书中缺此字,结合上下文补之。

月服之,胎滑易生,又独非活血定痛之故哉。

没 药

亦作末,皆梵言也。生波斯国,其块黑色似安息香,采时掘树下为坎,用斧伐其皮,脂流于坎,旬余取之,制同乳香。

没药味苦辛,气平,阴中阳也,无毒。善走血分,专主破血,行血,故跌蹼伤损,金伤杖伤,诸恶疮,痔漏及癥瘕,宿血产后,心腹气痛,为一切血瘀气壅,以致经络急满而痛,且肿者惟没药之行血,破血,皆能主之。所以得红花可以止痛和血,得灵脂可以和血破气,得轻粉可以收疮敛毒,得香附可以和血止痛,得冰片可以清肌解毒热。而又尝与乳香相须为用,盖以乳香活血,没药散血,皆能止痛消肿生肌,故相须而不相离也。

石 斛

石斛生水旁石上,斛义未详,其茎状如金钗股,故古有金钗石斛之名。荆襄及汉中、江左皆有之,以蜀中生石上者为胜,其味不苦而带甘,其形短细中坚实,用之有效。若木斛生木上,味大苦,长而中虚,服之损人。凡使去根头,用酒蒸晒干用。

石斛味甘气平,无毒,陆英为使,恶凝水石、巴豆,畏雷丸、僵蚕。禀阳之气,兼感春之秋气以生,入足阳明、足少阴,亦入手少阴。甘能除热,甘能助脾,甘能益血,平能下气,味厚能益阴气,故《本经》主伤中,阴痹,下气,补五脏虚劳,羸瘦,强阴益精,久服厚肠胃。《别录》补①内绝不足,平胃气,长肌肉,定志除惊,轻身延年者,以其入胃,入肾,入心、脾,补益四经,

---

① 补:原文脱此字,据《名医别录》原文补入。

则四经所生病,皆得治之,盖益脾、益胃、益肾、益心之力也。又主阴痹逐肌肤邪热病气,脚膝疼冷痹弱者,兼能治脾、胃二经之湿也。故雷公谓酒浸酥蒸者,服满一镒,永无骨痛,而立方因专以补虚,疗脚膝,亦非无见而然矣。

薄　荷

《食性》①作菝荷,《千金》作蕃荷,蕃音鄱,作薄荷者音之误也。今处处有之,苏州所莳者茎小而气芳,江西者稍粗,川蜀者更粗,入药以苏产为良。

薄荷味辛苦,气凉,性湿,气味俱薄,浮而甘,阳也,无毒。感和春初交之气,而得乎火金之味,入手太阴肺经、厥阴心主。辛能发散,凉能清利,又其性升阳,引诸药入荣卫及巅顶皮肤之间,专主于消风散热,使风从汗解也。故凡伤风鼻塞,热壅痰盛,贼风在表,关节不利,头风头皮作疼,眼目咽喉口齿诸症,为风邪所致者,用之为要药。以及小儿惊狂,壮热,骨蒸劳热,外科瘰疬,疮疥,须此为引药,皆取通行消散之义。但久病新瘥者勿服,恐虚汗不止也。本元虚弱者勿服,恐发泄真气也。若《唐本》所称宿食不消,薄荷非脾胃家药,又云大解劳乏,恐非散药可解,明者辨之。

旋　覆　花

其花繁茂,圆而覆下,故名旋覆。所在皆有之,叶如大菊,如蒿艾,花状

---

① 《食性》:即《食性本草》,此书为食疗专著,共10卷。五代南唐陈仕良(一作士良)撰于10世纪中(约937—957)。陈仕良,唐末五代时期医家,汴州(今河南开封)人。以医名于时,874—880年,曾任剑州(今四川境内)医学助教、药局奉御。他以古代有食医可治百病,将《神农本草经》《本草经集注》《新修本草》《食疗本草》《本草拾遗》中有关食疗的药物分类编写,并加上自己的意见,附医方等,撰成《食性本草》10卷,后世药物学家的著作多有引用。

如金钱菊,水泽边生者花小瓣草,家园栽者花大蕊簇,盖壤之肥瘠使然。七八月采去蕊并壳皮及蒂子,晒干用。

旋覆花,味咸甘,气平,无毒,一云冷利有小毒。入手太阴肺、阳明大肠之药,故所主诸病,如结气,胁下痛,胸下痰结,吐如胶漆,逐水肿,利大肠,去头目风,心满噫气,痞坚,胀满等症。其功皆在下气,行水通血脉之间,所以张仲景伤寒下后,心中痞坚,噫气不除,有七物旋覆代赭汤,杂治妇人有三物旋覆汤。胡洽居士治痰饮在两胁胀满,有旋覆花丸,皆取此义。但性专走散,病人涉虚者,不宜多服,冷利大肠宜戒之。

薏 苡 仁

薏苡仁未详。所在有之,春生苗,茎高三四尺,叶如黍菜,作穗结实者黑色,形如珠子而稍长。味甘可作粥饭,咬着黏齿,擂制每用一两以糯米一两同炒,熟去糯米,用亦有更以盐汤煮用者。

薏苡仁,味甘,微寒,无毒,正得地之燥气,兼禀乎天之秋气以生。《经》曰:地之湿气感则害人皮肉筋骨。又曰:风、寒、湿三者,合而成痹。此药性燥,能除湿,味甘,能入脾,补胃,兼淡,淡能渗泄,故《本经》主筋急拘挛,不可屈伸及风湿痹,久服轻身。《别录》治筋骨中邪气不仁,利肠胃,消水肿,令人能食。总之湿邪去则脾胃安,脾胃安则中焦治,中焦治则能荣养乎四肢,而通乎血脉也。甘以益脾,燥以除湿,脾实作肿,消脾强则能食,湿去则身轻,如是则已上诸疾,不期愈而自愈矣。甄权又曰:治肺痿,肺脓者,土为金之母,虚则补其母也。所以用之之法,尝同天麻以治肺,同苓、术以治脾,同苍、朴以治胃,同牛膝以治肾,同木瓜以治足,同人参以治心,同二陈以治痰,同平胃以治湿,同苍、柏以治痿,同归、芍以治瘾肿,同槟榔以治脚气,同五苓以治水湿,蕴蓄之不利也。但其药力和缓,凡用须得加倍乃效。且其性燥,若病人大便燥结,小便短少,因寒转筋,脾虚无湿，妇人妊娠者，悉宜忌之[①]。然按之《衍义》云：《本经》谓主筋急拘挛，须分两等，大筋缩短，拘急不伸，此是因热拘挛者，可用，若因寒拘挛，不可用也。丹溪又曰：寒则筋急，热则筋缩，急因于坚强，缩因于短促，若受湿则弛，弛则引长，然寒与湿未尝不挟热，又三者未尝不因于湿。薏苡仁去湿药二家之说，实有不同。以《衍义》言之，则筋病因热可用，因寒者不可用。以丹溪言之，则寒热湿皆可用，盖寒而留受，亦变为热，况外之寒湿与热，皆由内湿启之，方能成病，谓之曰三者，未始不因于湿，是诚盲者之日月，聋者之雷霆矣。

蔓 荆 子

其苗蔓生，故名。近京州郡多有之，生水滨，枝茎小弱如蔓，九月结实，黑斑大如梧子而轻虚，蒂有轻，较小。凡使去蒂下白盖，打碎用。

蔓荆子味甘辛，气温微寒，阳中之阴，无毒，恶乌头、石膏。气清而体缓，上行能散，故入太阳经，治太阳头痛，头沉，昏闷，脑鸣，泪出，目睛内热，利关节，通九窍，坚齿，长发，皆系头目在上之症。又曰散风邪，治筋骨寒热，湿痹拘挛，亦系风虚在表之病，是可因而得其用矣。

鹿

鹿字篆文象其头，足角身足之形，又名斑龙。《乾宁记》云：鹿与游龙交，必生异角，则鹿之称龙或以此。山林间处处有之。取茸法：当解角时，其茸甚痛，猎人得之，以索住先取茸，然后毙鹿，贵不破及不出血者，以力尽

[①] 且其性燥，若病人大便燥结，小便短少，因寒转筋，脾虚无湿，妇人妊娠者，悉宜忌之：明代缪希雍《神农本草经疏》亦持类似观点，但《本草正》《本草新编》都认为此药"祛湿利水""最善利水"，而且临床实际使用薏苡仁有比较明显的利水和通利二便之功效，所以上述观点仅供参考。

在血也。此以如紫茄者佳，名茄子茸，然此太嫩，血气未具，其实少力，坚者又太坚。惟长四五寸，形如分歧、马鞍，茸端如玛瑙红玉，破之肌如朽木者最善。法以酥炙用。诜①云：看鹿茸不可以鼻嗅之，中有小白虫，入鼻必为虫颡，药不及也。七月采角，取黄色坚重尖好者，生用水磨或醋磨，熟用须挫屑拌蜜炙，令色小变，曝研末，或泥固于器中，大火烧如玉粉，研末。造鹿角胶：锯截寸许，以米泔水浸七日令软，去粗皮，置铁锅中，以东流水桑柴火煮三日夜，不可少停，水少即添汤，口足取出，其角软，捣末为角霜，其汁浓用文火煮成为角胶。

　　鹿茸，味甘咸，又云苦辛，气温，无毒，马勃为使。合鹿之精髓骨血而成，故能治精髓骨血之病。《本草》主漏下，恶血，泄精，溺血，破瘀，血在腹，散石淋，痈肿，补男子腰肾虚冷，脚膝无力，夜梦鬼交，精溢自出，女人崩中，漏血，赤白带下。能健骨，能生齿，能益气，强志，及一切虚损耳聋，目暗，眩运，虚利，功用虽多，总不出此意耳。昔《澹寮方》②云：西蜀有一道人，货斑龙丸，每大醉，高歌曰：尾闾不禁沧海竭，九转灵丹多漫说。惟有斑龙顶上珠，能补玉堂关下穴。又戴元礼《证治要诀》治头眩运，甚则屋转眼黑，或如物飞，或见一为之，用茸珠丹甚效云。茸珠生于头，数之相从也。鹿角有生用、熟用两法，生能散热，行血消肿，辟邪，熟能益肾，补虚，强精活血。故本草治恶疮，痈疽逐邪，恶气，夜梦鬼交，留血在阴中，除少腹血痛，折伤，恶血等症。服用水磨，涂用醋磨，所谓生用也。又强骨髓，补阳道，绝伤脱精，尿血，腰脊痛。又妇人梦与鬼交，及妇人胞中余血，不尽欲死。蜜炙酒服，或烧灰研服，所谓熟用也。角胶取其角之脂膏炼成，纯于滋补矣，畏大黄，得火良。《本经》治伤中，劳绝，腰痛，羸瘦，补中益气，妇人血崩无子，止痛安胎，久服轻身

---

① 诜：即孟诜(621—713)，汝州梁县(今河南汝州)人。唐代学者、医药学家、食疗学家。精通医学，进士及第，授尚药奉御，累迁中书舍人。失言得罪武后，贬为台州司马，入为礼部侍郎、相王侍读，出任同州刺史。神龙初年(705)，年老致仕，隐居于伊阳山，炼制方药。开元初年(713)去世，享年93岁。著作《食疗本草》，是世界上现存最早的食疗专著，汇集古代食疗之大成，为我国和世界医学的发展做出了巨大的贡献，被后世誉为世界食疗学的鼻祖。

② 《澹寮方》：即《澹寮集验方》，是元僧人继洪辑的医方著作。编撰者参阅多种医著，辑录其中的验方千余首，分中风、中气、中暑、中湿等48门病证加以归纳和叙述，每门之前均简论病候及用药。现存日抄本。

延年。《别录》又疗吐血下血，崩中不止，四肢作痛，多汗淋露，跌折伤损，皆滋补之功也。角霜之用，与胶俱同，但其力稍缓。鹿肉补中益气，力强五脏。生者同生椒捣烂涂中风口偏，即验。但其性轻警，能别良草，若久服，药必不得力，以其能食解毒之味，能制诸药也，故服饵者宜少食之。鹿血调血脉，治肺痿吐血，崩中带下，及腰痛鼻衄，折伤狂伤，并宜酒服生饮。总之鹿乃仙兽，多寿之物也，故其身之所具，多有益而无损。况头又为诸阳之会，上钟于茸角，计角之初生以至坚大，不及两月，大者二十余斤，一日一夜生长数两，凡骨之生，无速于此，是血之极盛，骨之至强者也。所以能补骨，益血，坚阳道，益精髓，自不可与凡血为比，乃有云刺血以代茸，补茸亦是血，谬之又谬者矣。

龟

《说文》：龟头与蛇同，故上从它，下象其甲足尾之形。它，古蛇字。甲虫三百六十而神龟为长，今人惟用水龟入药，以《本经》止言水龟也。弘景言甲可供卜，壳可入药，则古者原合上下甲皆用之，至《日华》始用龟版，而后遂用下甲。其曰败龟者，钻灼除久之龟，取其神灵之意。吴球[1]乃谓自死败之龟，谓灼者失性，误矣！法宜锯去四边，刮白涂酥，炙黄用，亦有酒炙、酥炙、烧灰用者。

龟甲味咸甘，气平，无毒，又曰中湿者有毒。恶沙参，畏狗胆，禀北方水气以生，为阴中至阴之物，故能补阴，治血治痨。《本经》主漏下[2]赤白，破癥瘕，痎疟，五痔，阴蚀，湿痹，四肢重弱，小儿囟不合。丹溪补阴血不足，去瘀血，止血，湿利，续筋骨，治劳倦，四肢无力。治腰脚酸痛，补心肾益大肠，止久利久泄，主难产，消痈肿，烧灰敷臁疮，皆阴虚弱之症。其曰益气者，以秋冬藏穴导引，气满不食也。又曰：资知者，以性灵于物，知人间事也。时珍

---

① 吴球：明代医家，具体内容参看第 92 页第①条"菱山吴氏"注释。

② 下：原文中缺此字，据《神农本草经》补入。

曰：龟鹿灵中有寿，龟头常藏腹内能通任脉，故取其甲，以补心、补肾、补血，皆以养阴血也。鹿鼻常反向尾能通督脉，故取其角，以补命门、补精、补气，皆以养阳也。此时珍因龟甲之补阴，而又得之东坡"鹿补阳，麋补阴"之说，故合而言之。然东坡之说谓鹿阳兽见阴而角解，麋阴兽见阳而角解，取阳退阴退之象。又沈存中[①]云：麋补阳，鹿补阴，谓冬至阳生麋角解，夏至阴生鹿角解，以节气所进为推。若麋而言阳大阴小之理，当以鹿为阴以存中之为是。对龟而言，龟阴鹿阳之理，又当以鹿为阳，以东坡、时珍之说为是。三人之见，虽名不同，其实均有至理，不可遽谓彼是而此非也。愚尝以意揣之，凡物非阳不生，非阴不成，谓鹿为阳者，必得阴而成，谓鹿为阴者，亦必得阳而生。则吾欲以一言解之，曰亦在阴阳之间而已，然未为古人论定，姑并述之，以与高明者共商之。肉煮食，除痹，风痹，身肿蹉折，调羹亦补虚羸。惟六甲日十二月不可食，损人神，不可合猪肉、菰米、瓜苋，食害人。血涂脱肛，缩肠。入酒饮，治跌打损伤。外仍涂捣，生肉涂之。龟尿能走窍透骨，故滴耳治聋。点舌下，治大人中风，舌瘖，小儿惊风不语。调水蛭细末，染须发自黑。取龟尿法：置雄龟盆中，以镜照之，使见影发其淫性，往往失溺，或以火炙其尾。

虎　骨

虎象其声也，魏子才[②]曰：其文从虍，从几，象其蹲踞之形。山林处处有

　　① 沈存中：即沈括（1031—1095），字存中，号梦溪丈人，汉族，杭州钱塘县（今浙江杭州）人，北宋官员、科学家。沈括一生致力于科学研究，在数学、物理、化学、天文、地理、农业、水利、艺术、经济等众多学科领域都有很深的造诣和杰出的成就，被誉为"中国整部科学史中最卓越的人物"。其代表作《梦溪笔谈》，内容丰富，集前代科学成就之大成，在世界文化史上有着重要的地位，被称为"中国科学史上的里程碑"。《苏沈良方》，又名《内翰良方》或《苏沈内翰良方》，为沈括所撰的《良方》与苏轼所撰的《苏学士方》两书的合编本，刊行于北宋熙宁八年（1075），原书十五卷，现通行本有十卷本和八卷本，差异较大。本书除记载临床各科的部分单验方，或后附医案外，还论述了医理、本草、灸法、养生、炼丹等内容。
　　② 魏子才：即明代官员学者魏校（1483—1543），其先本李姓，字子才，一作子材，因居苏州葑门之庄渠，故自号庄渠，母为徐有贞之女。中国明代散文家、理学家、哲学家、经学家、学者，"南都四君子"之一。

之，山兽之君也，声吼如雷，风从而生，入药用头骨及胫骨，以雄虚色黄者佳，药箭射杀者不可入药，以其毒浸骨血间，能伤人也。制法：槌碎去髓，涂酥或酒或醋，各随方法，炭火炙黄炙用。

虎骨味辛，气微热，无毒。《易》曰：风从虎，夹风木也，属阳，虎金也，属阴，虎啸而风生，乃木受金制，自然之理也。故本草治邪恶气，杀儿疰，止惊痫，阴恶疮，湿痹。头风者，用头骨，治骨节风毒，手足诸风，挛急屈伸不得走。诸疼痛者用胫骨腰背，诸风者用脊骨，各以其类之，皆不出以金制木之理。然市肆不可必得，而虎之一身筋节气力皆出前足，故用之多以胫骨为胜。

竹　叶

竹说象形，许慎《说文》云：竹冬生草也，故字从倒草。竹类甚多，入药惟以淡竹为上，甘竹次之，苦竹为下，不可不辨，以笋味辨之。截竹烘油为竹沥，青竹刮黄为竹茹，成竹自死为仙人杖，并堪入药。

淡竹叶，味甘淡，气平寒，无毒。寒能胜热，甘能益元气，故本草治新久风邪之烦热，止喘促气胜之上冲，消痰迷，止惊悸，以及热狂烦闷，中风失音不语，妊妇头旋倒地，小儿惊痫天吊并加用之。竹沥味甘大寒，无毒，姜汁为使。寒而能补，故诸方治胎产金疮，口噤与血虚自汗，烦闷消渴，胸中大热，中风失音不语，伤寒狂语。凡阴虚之有大热者，无不用之，且其性兼滑，滑则润燥，故一切风火燥热，而为风痰虚痰，痰在胸膈，使人癫狂，痰在手足四肢，痰在里膜外者，非此不达不行。《衍义》之胎前不损子，产后不碍虚，虽曰大甘，而味甘性缓，与薯蓣寒补之义略同。世信以大寒二字，每弃而不用，殊不知笋为常食之品，未闻因寒而病者。沥即笋之脂也，况以火煮成而又佐以姜汁，何大寒之足疑乎？竹根煎汤，煎汤止渴，消毒补虚。竹茹主治胃热呃逆，噎膈呕哕殊效。竹笋，托痘疮，止消渴，利小水。仙人杖，专治大人哕气，呕逆，翻反食，小儿惊痫夜啼，煎汤甚效。

鳖

鳖行蹩蹩，故谓之鳖。陆佃[①]云：鱼满三千六百则蛟龙引之而飞，纳鳖守之则免，故又名守神。鳖选绿色，九肋多裙，重七两者为上。凡用生剔去肉，煮熟，出甲者无力，治痞积，用醋浸炙，治劳热，用童便浸炙，捣碎入药。

鳖甲味辛平，无毒，恶矾石、理石，畏桑柴灰。禀天地至阴之气以生，能益血，味咸能软坚，其味兼平，平亦麻辛也，辛能走散。故《本经》治癥瘕坚积，寒热，去痞疾，息肉，阴蚀，痔核，恶肉。《别录》疗温疟，以疟必暑邪为病，类多阴虚水衰之人，乃为暑所深中，邪入阴分，故出并于阳而热，入并于阴而寒，元气虚赢则邪陷而中焦不治，甚则结为疟母。甲能益阴除热而消散，故为治疟之要药，亦为退劳热在骨，及阴虚往来寒热之上品。血瘕腰痛，小儿胁下坚，皆阴分血病，宜其悉主之矣[②]。故吾于临症之际，凡遇劳瘦骨蒸，用此能除，产后除脱，用此能补。而又于久疟成痞，心腹坚积，疮肿肠痈，伤中内损，或妇人漏下五色，经脉不通，胎产不下者，随症而施治焉，胎产经脉之不治也。但性主消散，虚症中不可过剂耳。然予尝疑之矣，龟与鳖，皆属至阴，皆主阴经血分，其用似乎相类。而时珍别之曰：鳖色青属肝，故所治如劳疟，寒热疟瘕，惊痫，经水，痈肿，阴疮，皆厥阴血分之病。龟色黑属肾，故所主如阴虚精弱，腰脚痠痿，阴疟泄利，皆少阴血分之病。夫而后晓然于龟与鳖之所以异也，学者其宗此辨之。肉性冷，去血热，补阴虚，多食患泄。去

---

① . 陆佃（1042—1102）：字农师，号陶山，山阴县（今浙江绍兴）人。祖父陆游。宋熙宁三年（1070）进士，授蔡州推官、国子监直讲。元丰时擢中书舍人、给事中。哲宗时徙知邓州、泰州、海州。徽宗即位，召为礼部侍郎，命修《哲宗实录》。后拜尚书右丞，转左丞。曾从王安石研究经学，后应试入京，正值王安石为相推行新法之时。王征求新法之意，佃既肯定新法合理之处，也如实报告推行过程中的偏差。王安石以不附己而不加重用。王安石死，佃率诸生哭祭。后与范祖禹、黄庭坚修《神宗实录》，坚持不妄非王安石用事，被贬徙知外州。徽宗即位，拜为尚书右丞，行政持论平稳。善行法度，破格启用人才。著有《埤雅》《陶山集》《礼象》《春秋后传》等。《宋史》有传。
② 故《本经》……悉主之矣：此段全部源自《神农本草经疏》。本书类似情况很多，不少皆为选取摘自其他本草书的内容，尤其是明清时期的，不过之后一般会加入作者的临床经验，这样的结构布局尚属合理。

颈下软骨,如龟形者,食之令患水病。鳖之三足者,赤足者,独自者,头足不缩者,其目入限者,腹下有王字卜文者,腹有蛇文者,在山上者并有毒,不可合鸡子、苋菜、猪、兔、鸭、肉、芥子食。妊妇食之令子短项。头烧灰,敷历年脱肛。头血亦涂脱肛。治风中血脉,口眼㖞斜,以鳖血之性急缩走血故也。

滑　石

性滑利窍,其质又滑腻,故名。生赭阳山谷,及太山之阴,以细腻洁白滑如凝脂者佳,若粗顽青黑有毒勿用。凡使先以刀刮净,形粉用牡丹皮者,二伏时东流水淘过,晒干用。

滑石,味甘,气寒,性沉重,降也,阴也,无毒。石苇为使,恶曾青,制雄黄,得天地之冲气,入足太阳膀胱经,兼入足太阴、阳明,手少阴、太阳、阳明经。用质之药也,滑能利诸窍,通壅滞下垢腻,甘能和胃气,寒能散积热。甘寒滑利,必合其用,是为祛暑散热,利水除湿,消积滞,利下窍之药。《本经》用以主身热泄澼,女子乳难,荡胃中积热,寒热者,解足阳明胃家之热也。利小便癃闭者,通膀胱利阴窍也。《别录》通九窍津液,去留结,止渴,令人利中。湿热解则胃气而津液自生,下窍通则诸壅自泄也。丹溪用以燥湿,分水道,实大肠,化食毒,行积滞,逐凝血,解燥渴,补脾胃,降心火,偏主石淋为要药,皆此义耳。即河间之用益元散,通治表里上下诸病,又岂有外是哉。但其用于荡热燥湿,若病人阴精不足,内热以致小水短少,或赤涩不利,及烦身热之由于阴虚火炽水涸者,皆宜禁用。脾胃俱虚者,虽作泄亦勿服。至于益精气,久服轻身耐老长年之说,则无是理矣。

牡　蛎

天生万物皆有牝牡,惟蛎是盐水结成,块然不动,阴阳之道,何从而生。《经》言：牡者，应是雄耳，正犹牡丹之牡，同一意义。海旁皆有之，附石而成，初生如拳石，长则如房相连，肉藏中，以潮来涌入小虫为生。入药除甲并口，采胐胐如粉之处，得左顾大者为良，用须火煅细末，亦有生用者。

牡蛎味咸气平，微寒，无毒。贝母为使，得甘草、牛膝、远志、蛇床子良，恶麻黄、辛夷、吴茱萸，伏砌砂，入足少阴经。生用味咸，咸则软坚，能消胸膈之痞，以泄水气，使痞者消，硬者软。《本草》主化痰软坚，治心胁下痞热，消疝瘕积块，瘿疾结核。柴胡引之能去胁下硬，清茶引之能治瘰疬，是皆软坚之用也，皆宜生使者也。煅则味涩则止泄，《本草》止汗，止泻，涩大小肠，止大小便，女子带下赤白，男子遗精梦泄。又和杜仲服可止盗汗，和黄芪服可止自汗，和干姜服可止阴汗，和麻黄根服可止头汗。用地黄为使，能益精收涩，止小便，是皆止泄之用也，皆宜煅用者也。

童　　便

人尿，方家谓之轮回酒，还元汤，隐语也。尤以童男者为良，故专其名曰童便。即便之日久澄下在便桶中者为人中白，便之在秒时，取露澄清，依法火干者为阳，炼日干者为阴，炼色白质坚，为秋石。一云童男者为阳，童女者为阴，并用阴阳二炼，男病采阴补阳，女病以阴配阳，一遵《内经》一阴一阳之道，尤为理之微妙，然必须亲造方获神应。若今之货市家，不问男女亦不问老少，但以皂荚入尿所，澄浸或经日干或经火干，既不解秋字之义，亦不知阴阳炼之理，甚有以盐煅伪之者，不可不辨。

童便味咸，气寒，无毒，纯阳之物也，为降相火之要药，消瘀血之神品。《本草》治劳渴，润心肺，疗阴虚火动，热蒸，如疗久嗽失声，及治虚中渴洗，暴发赤眼，润口舌生疮，是降火之用也。疗血闷，热狂扑损，瘀血在内，运绝，止吐血，鼻血，难产，胞衣不下，血凝头痛，蛇犬咬，是散血之用也。故妇人临产之时，血止抢心，恶心烦闷者，已产之后，去血过多，阴无所附者，产内血闭，恶露不行者，或阿欠顿闷，或呕逆不止，或自汗多来，皆阴虚之症，必以此至阳之物助之，使卫逆于上者，得咸寒之味而顺下，妄行于下者，亦得纯阳之气以相依。其在男子阴虚不足者，与之便以滋阴，阳虚不足者，与之便以壮阳。即呕吐咯衄之症，亦用便以止之，血虚劳热之症，亦用便以和之，是皆即降火散血之理，而神明其用者也。而究其能散之故，其何道以致此哉。夫饮入于胃，游溢精气，上输于脾，脾气散精，上归于肺，通调水道，下输膀胱。膀胱乃便之旧路也，故能治肺病，引火下行，此其病降火之道也。凡人精气清者为血，浊者为气，浊之清者为津液，清之浊者为小便。小便与血同类也，故其味咸而走血，治诸血病，此其为散血之道也。昔《褚澄遗书》①论咳血症云：惟饮溲溺，百不一死，若服寒凉，百不一生。见道之言，真百试而百验者欤。人中白，即便之下凝干久者，故降火消血之用，大略相同。本草以治传尸，劳热，止肺痈，吐血，泻肝火，三焦火，并膀胱火，从小便而出，其义亦不甚远也。特其既经火煅，则稍除寒气，而干人则效亦稍缓，故热则用便，缓则用白。秋石即便之依法以秋露斩其滓秽，经阴阳二炼而成者也，得日精火焰之气，已变寒而为温，况其物本出心肾水火二脏，而流于小肠，而又假天地之水火，凝而为体，又名还元丹。能滋肾水，返本还元，养丹田归根复命，安五脏，润三焦，消痰咳，退骨蒸，软坚块，明目清心，延年益寿。其法空心服，阳炼日午服，阴炼久服去百病。强骨髓，补神血，开心益智，补暖下元，悦色进食则脐下尝如火暖，诸般冷疾，久年冷劳，虚惫者皆愈。所以人部中称人乳汁、河车，并斯三者均为接命之至宝，良不诬也。而《琐碎录》②乃云：秋石味咸走血，使水不胜火，久服令人成渴疾者，必是淫欲之人，藉此放肆，甚或加以阳药，助其邪火所主耳。若谓秋石本有此害，岂知秋石哉。

---

① 《褚澄遗书》：原书作"绪证书"，系刻误，因为后段文字可见于《褚澄遗书》。
② 《琐碎录》：北宋温革撰，陈昱增补农书，二十卷。温革，宋代文人。他广泛搜集撮引前人的精粹，特别是有关养生方面的体会，凡属精辟的论述，哪怕是片语只言，他都汇萃起来，编成《琐碎录》。此书国内尚未发现单行本，朝鲜《医方类聚》的《养性》门中有四处引及。

甘　菊

《埤雅》①云：菊本作鞠，从鞠。鞠，穷也。《月令》：九月，菊有黄花，花事至此而穷尽，故谓之鞠。菊之品凡百，宿根自生，茎叶花色品品不同。时珍云：黄者入金水阴分，白者入金水阳分，红者入妇人血分，皆可入药。然《月令》于桃于桐，但言花而不言色，独于菊言黄花，取其得时之正也。另有一种黄花菊，青茎而大，叶细气烈，似蒿艾，花小味苦者，名苦薏，非真菊也，故选药以茎紫气香，花微大味甘色黄者为正。

甘菊，味甘，微苦，气平寒，可升可降，阴中阳也，无毒，术及枸杞、桑根白皮为使。春生夏茂，秋花冬实，备受四气，饱经霜露，叶枯不落，花槁不零，得金水之精英，能益金水二脏。补水所以制火，益金所以平水，水平则风息，火降则热除，昔人谓其能除风热，益肝补阴者，盖取诸此。且其味兼甘苦，性禀平和，苦有泄热，甘能益血，亦能解毒，平则兼辛，故亦散结。苦入心、小肠，甘入脾、胃，平辛走肝、胆，兼入肺与大肠。《本草》主治诸风头眩，肿痛，目欲脱，泪出，皮肤死肌，恶风湿痹者。诸风掉眩，皆属于肝。风药入肝，肝开窍于目，风为阳邪，势必上走，血虚则热而生风，风火相搏故也。疗痛去来陶陶，乃血虚气滞之候，苦以泄滞结，甘以益血脉，辛平以散虚热也。除胸中烦热者，心主血，虚则病烦，阴虚则热收于内，故热在胸中；血益则阴生，阴生则烦止，苦辛能泄热，故烦热并解。安肠胃，利五脉，调四肢，利血气者，即除热祛风益血，入心、入脾、入肝之验也。又曰：久服轻身耐老延年者，物久则力专，力专则气化，化则变常，其酿酒延龄，和药变白，皆服饵专气之功，宜《仙经》所录矣。又方：三月上寅日采苗，六月上寅日采叶，九月上寅日采花，十

---

① 《埤雅》：北宋陆佃作训诂书。陆佃简介参看第 102 页第①条注释。陆佃著有《尔雅新义》二十卷。本书也是二十卷，专门解释名物，以为《尔雅》的补充，所以称为《埤雅》。书中始于释鱼，继之以释兽、释鸟、释虫、释马、释木、释草，最后是释天。陆佃当时以说诗义著名，在本书解释名物时，也以引《诗》中文句、推阐《诗》义的为多。书中解释字义，还夹杂有王安石《字说》一类的臆说，不足为训。书前有宣和七年(1125)其子陆宰序。明人郎奎金曾集《尔雅》《小尔雅》《逸雅》《广雅》《埤雅》为"五雅"。

二月上寅日采根，并阴干百日，各等分，捣末，戊日炼蜜为丸，如豆大，酒服七丸，一日三服，百日身轻润泽，一年发白变乌，二年齿更生，三年变为童子。虽未尝取以训世，特附其方以明药之功用云。根叶捣汁顿尝，救疗肿垂死。白菊专治颈风。

艾

艾可乂疾，久而弥善，故字从乂。本草惟艾叶不著土产，但云生田野，则田野所生，处处可用。至宋时以汤阴复道者为佳，自成化以来，又以蕲州者为胜，谓之蕲艾。赞云：产于山阳，采以端午，治疾灸疾，功非小补。凡用须择陈久者，治令细软，谓之熟艾。然灸宜陈，取气下行，煎服宜鲜，取气之上达。若入丸散，生熟宜以，温热谅之。信传以糯糊作饼，即时可作细末，尤为异也。

艾叶，生微苦大辛，熟微辛大苦，生温熟热，无毒，其气芳烈，纯阳之草也，可升可降，入足太阴、少阴经，苦酒、香附为使。可以取太阳真辛，可以回垂绝元阳，服之则走三阴而逐一切寒湿，转肃杀之气为融和，灸之则透诸经而治百种病邪，起沉病之人为康泰。故本草以灸百病，取其热气内注，通筋入骨也。止鬼击，吐血，取治辟恶杀鬼精神也。主下部疮，取其芳烈之气燥也。其治妇人漏血，利阴气，生肌肉者，皆以之导引，凉血补血，药为用也。使人有子，盖指气血两虚之人，风寒乘虚入子宫者也，捣汁服止伤血者，生寒而兼辛散也。杀蛔虫者，辛而苦也。主衄血者，伤寒邪热，郁而不汗则发衄也，风邪入大肠则不血，湿热伤肠胃则下痢，脓血灸则上升，故亦止崩也。理金疮者，血热则行也。胎为风寒之气，蠲则不安，风寒散则胎自安。苦酒作煎，治癣大良者，杀虫之功也。治妇人带下，温中，阴湿而升也。止霍乱者，因寒而得也。约而论之，总为治白带之要药，调经血之妙品，故妇人方需之。然其性燥而烈苦，妇人胎动不安，由于热而不由于寒；妊娠下利脓血，由于暑湿；肠胃热甚，而非单温为病；崩中由于血虚内热；经事先期由于血热；吐血不由于鬼击；中恶、霍乱转筋不由于寒邪，而由于肝胃虚弱，饮食停滞，或伤暑所致；不孕由于血虚，而不由于风寒入子宫者；并忌用之。

益 智 仁

肾主智，此药能益脾肾故名。出岭南州郡，形如枣核，而皮及仁似草豆蔻，去壳取仁，研碎入药。

益智味辛，微温，无毒，入手足太阴经，治心、肾、脾、肺，和中暖胃之药也。故凡呕吐自利，饮食少进，脾胃受寒之故也；遗精虚漏，淋带赤白，胃气虚冷之故也；三焦衰弱，涕唾稠黏，肺气淹滞之故也。惟用益智之辛温开发，以宣畅而通理焉。使寒者温之，虚者补之，滑者涩之，滞者和之，则君相之火以调，脾肺之气以健，是四经之药也。然好古有言，益智本脾药，在集香丸则入肺，在四君子汤则入脾，在风髓膏则入肾，三经互用，有子母相关之义，当于补中兼用之故。今人于进食剂中，用补心肾气药用，又方治应多小便者，取三十只捣碎，入盐同煮服，有奇验。其必有道矣，亦勿多服。

巴 戟 天

名义殊不可晓，一名不凋草，以经冬不凌也。今江淮河东州郡皆有之，入药取蜀州者，不计青与白，而但以连珠多肉厚者为佳。方家专尚紫色，蜀人云：都无紫色者，采时或用黑豆汁同煮，殊失气味。又有山葎根正似巴戟，色白，土人以醒水煮之，但击破视之，其紫而色鲜者伪也。虽紫而有微白，理小暗者真也。修治：酒浸焙用。

巴戟天，味辛甘，气微温，阳也，无毒。覆盆子为使，恶雷丸、丹参，禀土德真阳之真气，兼得天之阳和，阳主发散，散则横行，是当木之令，而兼金用也。本草主大风邪气，及头面游风者，风为阳邪，势多热上。《经》曰：邪之所凑，其气必虚。巴戟性能补助元阳，而兼取风邪，真元得补，邪安所留，此所以愈大风邪气也。又主阴痿不起，强筋骨，安五脏，补中增志。益气者，是脾、肾二经得所养，而诸虚自愈矣。其能疗少腹，及阴中引痛，下气，并补五劳，益男子者，五脏之劳，肾为之主，下气则火降，火降则水升，精神内守，能使肾气滋长，元阳益盛，则诸虚为病，不求退而自退矣。故病人虚损者，每加用之。但其性温而属阳，若相火炽盛，思欲不遂，便赤口苦，目昏目痛，烦躁口渴，大便燥闭者，法又忌之。

沙　参

白色，宜于沙地故名。与人参、玄参、丹参、苦参，是为五参，其形不尽相类，而治疗颇同，故得参名。出江淮、兖句、华山，近道丛生，叶似枸杞，八九月采者白而实，春采者黄而虚，用以白日为佳。小人往往挈蒸压实，以乱人参，但体松味淡而短耳。

沙参，味苦甘，气微寒，无毒，反藜、姜，恶防己，禀天地春和之气。苦者味之阴也，寒者气之阴也，甘乃土之冲气所化，合斯三者，故补五脏之阴。《本经》主血积惊气，除寒热，补中益肺气。《别录》疗胸痹心腹结热邪气，头痛皮间邪热者。苦能泄热，寒能除热，甘能缓急，益血补中，故疗诸所生病也。易老尝用以代人参，盖人参性温，补五脏之阳，沙参性寒，补五脏之阴，故肺寒者用人参，肺热者用沙参，取其味甘也。时珍曰：人参甘苦温，其体重实，专补脾胃元气，因而益肺与肾，故内伤元气者宜之。沙参，甘淡而寒，体轻虚，专补肺气，因而益脾与肾，故金受火克者宜之。一则补阳而生阴，一则补阴而制阳，是诚二参之定论欤。

丹　参

丹以色言，参以用言。生陕西河东州郡及随州，二月生苗，高尺许，茎方有棱,青色,冬采者良。又名逐马草,以能治马软脚疾也。

丹参味苦,气微寒,陶云性热,并曰无毒,畏寒水石,反藜芦。《本经》主心腹邪气,肠鸣幽幽走水状,寒热积聚,破癥除瘕,似非寒药,止烦满益气,及《别录》养血去心腹痼疾,结气,腰脊强,脚痹,除风邪留热,久服利人,又似非热药。间尝因其气味,研其功用,尝以善平而微温,入手少阴、厥经心胞络。血分药也,是破瘀血生新血,安生胎落死胎,止血崩带下,调妇人经脉,血邪心烦,恶疮,疥癣,瘿赘,肿毒,丹毒,排脓止痛,生肌长肉,活血治疝痛,疗风痹脚软,皆血分之功居多。《妇人明理》云:四物汤治妇病,不问产前产后,经水多少,皆可通用。惟一味丹参散,主治与之相同,以其功大类当归、地黄、芎劳、芍药,故也。

柏　实

魏子才《六书》①云:万木皆向阳,而柏独西指,盖阴木而有德者,故字从白,白者西方也。入药惟取药扁而侧生者,故药名侧柏叶。《别录》忌塚墓者,然柏实以乾州为佳,而乾州所有皆乾陵所出,他处皆无,意但取其州土所宜。子实气味营养而已,不必问其塚墓所来也,用须蒸熟,味烈取仁,炒研入药。采叶按令,春采东,夏采南,秋取西,冬采北,取得节候生气也。

柏实,味苦,气平,无毒。瓜子、牡蛎、桂为使,畏菊花、蹄羊草、诸石及面曲,伏砒、硝毒。本草以之疗惊悸,养心气,除风湿,安五脏,肾燥肝燥者必需,益智宁神者必用。而且治头风,腰肾中冷,膀胱冷浓,宿水,壮阳道,杀百邪,久服令人润津,美色,耳目聪明,不饥不老,轻身延年。物何多功欤?而

---

① 魏子才《六书》:魏子才,即明代魏校,人物简介参看第100页注释第②条。《六书》即其所著《六书精蕴》,六卷。作者在自序中谈到撰写本书的目的是:"因古文正小篆之讹,择小篆补古文之阙。"全书六卷以义类统领。第一卷,象数、天文;第二卷,地理;第三、第四卷,人伦、人体;第五卷,宫室、饮食、衣服、器用;第六卷,草木、鸟兽、虫鱼。每卷以部首领字,以古文为字头,释音析义。说义时有发挥,即"精蕴"所在,但多妄说。又常以籀文改小篆,而所用籀文并无依据,名为复古,实则杜撰。有明嘉靖间刻本。

究其性之所具平而不寒，亦不燥，味甘而补，辛而能润，其气清香，又能透心肾，益脾胃，故为滋养之剂，而仙家列之上品，宜哉！柏叶味苦辛，性涩而寒，无毒，使恶兼同。柏实但其叶得木之正气，一一西指，属阴，与金，又经霜不零，多得月令之气，善守而性多燥，性燥故能大益脾土，而为燥温仙丹。本草之去湿痹，生肌，及冷风历节疼痛，取燥湿之义也。性属阴，与金，故又能滋肺金，而为补阴要药。《本经》之治吐血、衄血、痢血、崩中、赤目，取补阴之义也。至道家以之点汤常饮，元旦以之浸酒辟邪，不过取坚凝多寿之意。苦赤松子之齿为更生，行及走马，虽然虚语，然一经医士口述，便属迂诞，存而不论可也。

淡　豆　豉

豉，嗜也，调和五味，可甘嗜也。有盐、淡二种，诸豆皆可造入药。淡豉以黑小豆为之，法用黑小豆，六月内淘净，水一宿，沥干蒸熟，取出摊候微温，蒿覆一二日一看，候黄衣上遍，不可太过，取晒簸净，以水拌安瓮中，寻实桑叶，盖厚二三寸泥封，于日中晒七日，取出曝干，水拌入瓮，如此七次，再蒸过摊去火气，瓮以筑封。豆豉取其中心者，非剥皮取心也。

淡豆豉，味苦气寒，阴中之阴，无毒。原夫黑豆性平，作豉则温，既经蒸窨，又能升能降。《本草》主治伤风头痛，寒热，瘴气，恶毒，烦躁，满闷，虚劳呼吸，两脚疼冷，杀六畜胎子，诸毒。故时珍以之下气调中，治伤寒温毒发斑疟之症。今人佐以葱白，散寒热头痛；助以栀子，除虚烦懊憹；醇酒浸尝，治足冷痛甚；薤白煮服，止血痢多疼。而且佐盐使之能吐，佐蒜使之止血，炒熟使之止汗。江南人凡得时气既先，用葱豉汤取汗，往往便瘥，皆窃取于李氏之意而推广之也。若其未经造豉，则又有异焉。夫豆有五色，各治五脏。惟黑豆属水性寒，为肾之谷，入肾居多，且走血分而壮气充元，与青白豆动气之物不同，故以逐水胀，消痈肿，除风热，下结气，散瘀血，所谓同气相求。昔陶华尝以黑豆入盐煮食，云能补肾，盖豆乃肾之谷，其形类肾，黑色通肾，又引之以盐，所以妙也。若其生用，生毒之人，食生豆而不哕，服毒之人，食豆渣而自吐，此为解毒之物。又曰豆腐，可以发毒，何也？盖生毒之人，以实脾为要。豆腐凡泻肝之物，恐脾处有伤元气，而疮毒难收，故尔云然。豆腐干之实脾而健胃，因其豆之熟也。豆腐浆之止嗽而治哕，因其豆之液也。豆腐皮之实脾虚，豆腐焦之开胃气，因解表故而又熟则补也。又曰炒食则热，煮食则寒，牛食之温，马食之凉，一体之中，功效数等，食者审诸。

赤 小 豆

即八谷之类，言其色与形也。今江淮河北汴洛多有之，以紧小而赤黯色者入药，其稍大而鲜，红淡青色者并不治病。

赤小豆，味甘酸，气温而平，无毒。色赤而小，心之谷也，其性下行，通于小肠，能入阴分，治有形之病。《本经》主下水肿，排痈肿脓血，今之人以行津液，利小便，滑肠除肿，止吐，除下利，肠癖，解酒病，阴寒热痈肿，排脓，散血，通乳汁，下胞衣，难产皆病之有形者也。古方一妇人，产后乳脉不行，服药不效，偶得赤小豆一升，煮粥食之，当夜遂行。《集验方》：宋仁宗患痄腮，一道士取小豆七七粒为末，敷而愈。贵人任承亮，患恶疮近死，傅永授以赤小豆，敷之立愈。又有患胁疽，既至五脏，医以药治之甚验。承亮曰：得非赤小豆耶，医谢之曰：某用此活多口，愿勿复言。有僧发背如烂瓜，治之如神。凡一切痈疽，疥疮，及赤肿不拘善恶，但水调涂之，或鸡白调涂之无不愈者，皆取通气阴湿散热之故。其言令人肌瘦身重，因其阴令不过，津血渗泄也，故不可久服。

白 萹 豆

萹本作扁，荚形扁也。有黑、白二种，白者温，而黑者少冷，入药取硬壳，白扁豆连皮炒熟入药,亦有水浸去皮,而生用者各从本方。

白萹豆,味淡,气微温,无毒。其气腥香,其性温平,得乎中和,脾之谷也,入太阴气分,通利三焦,能化清除浊,故专治中宫之病,能消暑,能除湿,能解毒。本草疗霍乱吐利,主呕逆,是其消暑也;缓脾胃,补五脏,治女子带下,是其除湿也;解酒毒,河豚鱼一切草木毒,皆用生嚼,或生研绞汁饮,是其解毒也。而今人用之,则因《别录》之和中下气,而用以实脾利水为最多。故夏月香薷饮,参苓白术散用之,皆取此义。若秋后用此煮茶,恐夏月饮水过多,食之利水又能和脾也。花治女子赤白带下,干末,米饮和服。叶治霍乱吐下不止,入少酢捣服立瘥。

莱　菔

俗名萝卜,陆佃言:莱菔能制面毒,谓来麰①之所服也。又名花崧,因其耐冬如生也。南北俱产,有大、小二种,长、圆二类,大抵生沙壤者脆而甘,而瘠地者坚而辣。夏初结角,其子黄赤色,入药有熟用、生用。

莱菔,根味辛甘,气温无毒,杀白面、白豆毒,忌何首乌、地黄,多食动气,生姜能制其毒,伏硇砂,盖天下中气之剂也。《本草》治消谷和中,去痰癖,解酒毒,化吞酸,散瘀血。末服治五淋,丸服治白浊,煎汤洗脚气,饮汁治下利及失音并烟熏欲死,胸满胀气,谷食壅气,以及肺痿痰癖,消热止血,其效甚速,是可验其用矣。时珍曰:生则噫气,熟则泄气,升降之不同也,大抵入太阴、阳明、少阴气分,故所主治脾、胃、三焦之病。《衍义》云:散气用生姜,下气用莱菔。夫辛能主散,何姜云散而莱菔云下乎?盖姜专于辛,而莱菔兼甘故也。然多食亦停膈间,生溢饮之症,以甘多而辛少也。又汁同酒治鼻衄甚灵者,盖血随气行,气滞故妄行,莱菔下气而酒导之也。尝观饮食过度者,生嚼咽之即消,血污衣服者捣汁洗之即去,是专治消而不主益,施用者又当辨

---

① 来麰:亦作"来牟",意思是古时种植的大小麦子的统称。

其有用不足而投之。子之气味略同，不长于治气，《本草》主下气定喘治痰，消食除胀，利大小便，止气痛，下利后重，发疮疹，皆利气之效。《日华子》之研汁服，吐风痰同醋磨，消肿毒，亦此意也。但生则升，熟则降，升则吐风痰，散风寒，发疮疹，降则定痰喘，咳嗽，调下利后重。因病制药，治者详之。

瓜　蒂

瓜字篆文象瓜，在须蔓间之形，其蒂曰寚，谓系蔓处也。处处栽种，凡使要取甜瓜青绿色气足时，其在蒂自然落在蔓上。采得，系东屋有风处，以干用。若香瓜及长瓠子者，皆供菜之瓜，其蒂不可用也。

瓜蒂味苦，气寒，有毒。《本草》治大水，身面四肢浮肿，下水杀虫毒，咳逆上气，及食诸果，病在胸腹中，皆吐下之。行吐之圣药也。但其性走而不守，且甚急，能损胃气，用者必审其病之果为头不痛，项不强，寸脉微浮，胸中痞硬，气上冲咽喉不得息，此为胸中有寒者宜吐之。如太阳中暍，身热头痛，而脉微弱，此夏月伤冷，水积腹中，直吐之。如少阳病头痛发寒热，脉家不大，为膈上有痰者宜吐之病。胸上诸实郁，郁而痛不能食，欲人按之，以及有浊吐下利日十余行，寸口脉微，弦者当吐之。宿食在上脘者，当吐之。《难经》云：上部有脉，下部无脉，其人当吐，不吐者死。此饮食内伤，堵塞胸中，食伤太阴，风木生发之气伏于下，宜瓜蒂散吐之。《素问》所谓"木郁达之"是也。吐去上焦有形之物，则木得舒畅，天地交而万物通矣。其所以然者，瓜蒂为阳明除温热之药，故能引去胸脘痰涎，头目湿气，皮肤水气，黄疸，温热诸症。若胃弱人，即应吐不当以他药代之。至病后久虚，及产后血弱者，而尺脉绝者，皆不宜用，恐损真元，令人胃气不复也。甜瓜，止渴除烦，能解暑气，然多食未有不下利者，早青者尤甚，曝而食之大冷。《稽圣赋》[①]云：瓜寒于曝，油冷于煎，此物性之异也。食瓜作胀者，食盐即化，入水自溃便消。其

---

① 《稽圣赋》：相传为北齐颜之推所作。在唐代仍有流传，宋代以后亡佚。宋代以后文献所著录《稽圣赋》系从前代书目著录或记载辗转抄录而来。

性畏麝与酒，但饮酒及水，服麝香，犹胜于食盐、渍水也。故服瓜蒂吐多困甚者，以麝香泡汤一盏，饮之立止。

莲　子

按《尔雅》云：其根藕，其本蔤，其茎茄，其叶蕸，其华菡萏，其实莲，其中菂，菂中薏云。藕者花实，常偶生，蔤乃蔤蔤，有退藏于密之意。茄音加，谓加于蔤上也。又曰：荷茎乃负叶，不外负荷之义。蕸音遐，远于蔤也。菡萏乃合未发之意。莲者连也，花实相连而出。菂者，的也，子在房中，点点如的也。薏，犹意也，即莲子青心苦中，令生意也。今湖泽陂池皆有之，红、白、粉红三种。花心有黄须，名莲须。开花时采取晒干入药，须即莲也，至秋莲枯子黑，其坚如石，入水必沉者，为石莲子。斫去黑壳，即莲实也。入药蒸熟，去心，或晒或焙干用，今药肆中一种名石莲子，状如土石，而味苦不知何物也。冬月至春掘藕食之，有孔有丝，凡四五节不论红白，或捣汁，或磨粉，皆入药用。

莲子味甘涩，气平寒，无毒，得茯苓、山药、枸杞良。禀清芳之气，得稼穑之味，脾之谷也，脾者，黄宫所以交媾水火，会合金木者也。土为元气之母，母气既和，津液相成，神乃自生。《本经》又主补中，养神，益气力，除百病，久服轻身耐老，不饥延年。惟此为之权舆，昔人治心肾不交，劳伤白浊，有清心莲子饮，补心肾益精血，有瑞莲丸，皆得斯理。而用之者，注云：诸鸟猿猴，取得不食，藏之山岩，雁食之粪于山野，不逢阴雨，经久不坏者，食之延寿无算，堪作神仙，又其异也。但食宜去心，不去令人作吐。生食过多，亦微动冷气胀人，蒸食甚良，大便燥涩者不可食。心名莲薏，味苦寒，能清心去热，产后瘀血去多，而消滑自生，研末米饮服二钱立愈。藕味甘平，《别录》主热渴，散留血生肌，久服令人心欢。夫藕即莲之本也，而藕独专主心脾血分之疾，与莲子之功稍不同者何欤？夫藕生于卑污，而洁白自若，质柔而穿坚，居下而有节，孔窍玲珑，丝纶内隐，生于嫩蔤，而发为茎叶花实，又复生芽，以续生生之脉,四时可食,令人心欢,所谓灵根也,故其所主如此。说曰:产后忌生冷,独藕不同生冷者,为能破血也。节即藕之节也,而味独涩,故同主血症而功多于止,捣汁饮,主吐血不止,及口鼻出血。凡咳血、血淋、溺血、下血、血痢、血崩,皆能治之。又能消瘀血,解热毒,产后血闷者,和地黄研汁入热酒小便饮甚良。时珍曰:一男子,病热淋头胀,祈死,予以藕汁调发灰每服二钱,三日而血止痛除。又宋孝宗患痢众医不效,一人问得病之由,乃食湖蟹所主,遂诊脉曰:此冷利也,用新采藕节捣烂,热酒调下数服即愈。大抵藕能消瘀血,解热开胃,而又解蟹毒故也。藕须名佛座,须旧《本草》不收,而三阴诸方,固真丸、巨胜子丸,各补兼方中往往用之。其性大抵清心通肾,固精气,乌须发,悦颜色,益血止血崩,吐血,与莲子略同也。荷叶能止渴,能破血,能发元气,洁古枳术丸用荷叶水为丸,取引升少阳经清气也。雷头风症,清震汤内用之。盖震为雷,荷叶之体像震而色又青,取述类象形之义。又《痘疹论》云:痘疮已出,复为风寒袭窍闭血凝,其点不长,或黑色倒压,四肢微厥,宜温肌散邪,则热气复行,而斑自出矣,用紫荷叶散。盖荷叶能升,发阳气,散瘀血,留好血,僵蚕能解结滞之气故也。

赤 石 脂

膏之凝者曰脂,其物性黏,固济炉鼎甚良,盖兼体用而名也。好者出吴郡,亦出武陵、建平、义阳,以理腻黏舌缀唇者为上。法用新汲水飞过三次,晒干用,亦有火煅醋淬者,助其收敛之性也。

赤石脂,味甘酸辛,气温,降也,阳中阴也,无毒,畏芫花,恶大黄、松脂。《别录》主养心气,明目益精,疗腹痛肠澼,下利赤白,小便利,及痈疽疮痔,女子崩中漏下,产难,胞衣不出,久服补髓,好颜色,益智不饥,轻身延年。盖尝得而思之,夫石脂有五,其味甘,其气温,其体重,其性涩,涩而重,故能收湿止血而固下。甘而温,故能益气生肌而调中。调中者,厚肠胃,长肌肉,治惊悸,疗黄疸是也。固下者,治肠澼,塞泻利,固失精,止崩带是也。五种之用,大抵相同,故《本经》不分条目,但云各随五色补五脏而已。《别录》虽分五种,而性味功用,亦不甚相远,但以五味配五色为异耳。今人惟用赤石,以其入血分,为收敛之剂,故方脉之失精下利,妇人之崩中带下,小儿之痔泻脱肛,外科之收口长肉,时多尚之。亦尝用白石者,以其入大肠止泻,犹灵也。昔仲景用桃花汤,治下利便脓血,取赤石脂之重涩,入下焦血分而固脱,干姜之辛温,暖下焦气分而补虚,粳米之甘温,佐石脂、干姜而润肠胃,一隅三反,是可得用石脂之理矣。

石　膏

火煅细研,醋调封丹灶,其固密甚于脂膏,此亦兼质与功能而名之者,正与石脂同意。出青、齐二州,大块作层如压扁米糕形,洁净细纹,短密如束针,松软易碎,烧之即白,烂如粉者软石膏也,若硬石膏即谓之寒水石,坚白光亮,击之则横解,烧之易碎,仍硬不作粉。自陶弘景、苏恭、日华、雷敩、苏颂、阎孝忠皆以硬者为石膏,软者为寒水石,至丹溪始断然以软者为石膏,而后人遵用,验千古之惑,始明矣。故唐宋以来,诸方所用寒水石,即今之软石膏也。制法捣粉,用甘草水飞过,澄晒,近人或因其性寒,火煅或糠拌炒过,恐伤脾胃。

石膏,味辛甘,气微寒,又曰大寒,无毒。鸡子为使,恶莽草、巴豆,畏铁,禀金水之正,得天地至清至寒之气,入足阳明、手太阴、少阴经气分。辛能上行而出汗解肌,甘能缓脾而益气止渴,大寒能清大热,故《本经》主中风寒热,热则生风也。治心下逆气,及惊喘者,邪火上冲也。阳明之邪热甚,则口干舌焦不能息,邪气结于腹中则腹中坚痛,邪热不散则神昏谵语,因乎邪鬼,肌解热解则诸症自退矣。《别录》主时气头痛身热,三焦大热,皮肤热,肠胃中结气,解肌发汗,止消渴饮热,腹胀暑气,喘息咽热者,以诸病皆由足阳明胃经邪热炽盛所致。惟喘息咽热略兼太阴病,此药能散阳明之邪热,降手太阴之痰热,故悉主之也。洁古用止阳明经头痛,发热恶寒,日晡潮热,大渴引饮,中暑湿热,牙痛者,无非邪在阳明所生病也。理阳明,则蔑不济矣。足阳明主肌肉,手太阴主皮毛,故又为发斑疹痧疹之要药。但用之或少则难责其特效耳,故吾尝于中热、发热、恶热、燥热,时行疫热,三焦大热,伤寒喘热,消谷郁热,哮喘痰热,及日晡潮热,审知其为有余大热之症者,必多用以取效。又有头痛如裂,牙痛壅热,喉痛痰结,耳痛肿颊,腮痛红赤,为肺胃蕴热之症者,亦用石膏以治之。又量其人之虚实,虚者使以人参,实者使以大黄,如古之三黄石膏汤、人参白虎汤是也。又审其症之疑似,如湿热二症,必肺胃火盛,腹有极热者,而后用之。若头痛遍身骨痛不渴不欲引饮者,邪在太阳,未传阳明者,勿用。七八日来,邪已结里,有燥粪,往来寒热,宜下者勿用。暑气兼湿作泄,脾胃弱甚者,勿用。疟邪不在阳明者,勿用。产后寒热因于血虚,骨蒸劳热,由于阴虚,而不由外感者,勿用。暑热之邪,因虚内陷者,勿用。则可知其寒能伤胃,致人不食之误矣。

丹 砂

字从井字一点,象丹在井中之形,后人以丹为朱色,故呼朱砂。出辰州、宜州、阶州,而辰砂为最,多生蛮峒、锦州界、猺獠峒、老鸦井,其井深广数十丈,土人聚薪于井焚之,其石壁迸裂处穴之有白石床,砂生石上,大者如芙蓉头,小者如箭簇,又小者如豆如米,其色紫黯而光明莹澈,碎之若云母,可拆研之。鲜红者为佳,复有块砂、末砂,体益重,而色黄黑,杂以砂石铁屑者,惟画家用,不堪入药。凡使研细以流水飞三次用,若经火则热而有毒,能杀人。

丹砂味甘,气微寒,生用无毒,炼服杀人,恶慈石,忌一切血。生于炎方,得离火之气而成,体阳而性阴,故外显丹色而内含真汞。其气不热而寒,离中有阴也,其味不苦以而甘,火中有土也,为清镇少阴真火之上药,除鬼魅百邪之神物。《本经》主治身体五脏百病,养精神,安魂魄,益气者,安定神明则五脏自安,精神自固,火不妄炎则金木得平,而魂魄自安定,气力自倍也,明目者,五脏皆安则精华上发也。《别录》言通血脉,止烦满,消渴者,心主血脉，心主宁谧则血分无热而诸痛自去矣。又曰：杀精魅恶鬼，阴中恶腹痛者，阳明神物，故应辟除不祥，消散除恶，杀厉之气也。约而言之，则总为心经血分主药耳，故尝同远志、龙骨之类以养心气，同当归、丹参之类以养心血，同枸杞、地黄之类以养肾，同厚朴、川椒之类以养脾，同南星、川乌之类以祛风。可以明目，可以安胎，可以解毒，可以发汗，随佐使而见功，无所往而不可也。然炼服多生恶，何也？盖镇养心神之药，宜生不宜熟，生则轻扬，熟则镇坠，轻扬则趣乎精神，镇坠则伤损乎脏腑。生则其体丹砂，熟则其体水银，丹砂可服，水银难服，其理一也。故《本经》虽云久服不老轻身，惟听之仙家飞丹炼石之术耳，而医士则不敢尚口也。

五 茄 皮

此药以五叶交加为良，故名。今有数种，北地者大片，类秦皮、黄柏，平直如板，无气味；吴中以野椿名为五茄，柔韧无味；今江淮所生者根类地骨皮，轻脆芳香。其苗茎有刺类蔷薇，叶五出，气香如橄榄，俗但名为追风使者，以渍酒疗风，不知其为五茄皮也，十月采根阴干。

五茄皮，味辛苦，气温微寒，无毒，远志为使，恶玄参、蛇皮。《本草》主治男子阴痿，囊下湿，小便余沥，女人阴痒及腰脊痛，两脚疼痹，风弱五缓虚羸，补中益精，坚筋骨，强志意，久服轻身耐老。而近世用之，惟治风湿痿痹，壮筋骨，其功良深。至仙家所述，服一年貌如童稚，服三年者可作神仙。鲁定公母单服此酒，以致不死，张子声等皆服此酒，而房室不绝，得寿三百年。昔人云：宁得一把五茄，不用金玉满车；宁得一斤地榆，不用明月宝珠。其说虽若过情，然造酒之法，加远志为使，其可用者也。又《神仙方》用五茄皮、地榆各一斤，入大坛封固蒸熟，取出以渣晒干为丸，每日服五十丸，药酒送下，临卧再服。能去风湿，壮筋骨，顺气化痰，添精补髓，久服延年益老，功难尽述。王纶《医论》云：风病饮酒，能生痰火，惟五加一味，浸酒日饮，数杯最有益，盖五加与酒相合且味美也。

五 灵 脂

即寒虫粪,一名鹖旦,夜鸣求旦之鸟。夏月毛盛,冬月裸体,昼夜鸣叫,故曰寒号。其屎名五灵脂者,谓状如凝脂,而受五行之灵气也。出河东州郡,四足有肉翅,不能远飞,其屎黑色如铁,粒大如豆,气甚臊恶,采之有如糊者,有黏块如糖者,人亦以砂石杂而货之,凡用以糖心润泽者为佳。修治:研为细末,以飞去沙石晒干用。

五灵脂,味甘气平,无毒,恶人参,损人,足厥阴经药也。气味俱厚,阴中之阴,故入血分。肝主血,诸痛皆入于木,诸虫皆生于风,故此药能治血病,散血和血,而止诸痛。治惊痫,除疟利,消积化痰,疗疳杀虫,治血痹、血眼诸症,皆属肝经也。故尝于女子经闭不通,产妇血晕不止,恶露上攻,又妇人心腹痛,经行作痛,血气刺痛,心腹冷痛,小儿五疳,大人肠风。凡有事于通利气血者,行则用生,止则用炒,鲜有不验者。失笑散用蒲黄等分研末,水酒煎服,不独治妇人心痛血痛,凡男女老幼,一切心腹胁肋少腹痛,疝气,并胎前产后气血作痛,及血崩经溢,百药不效者,俱能奏功,屡用屡验,真气血之神方,女科之要药也。又古方人病目瞖,往来不定,此乃血所病也,肝受血则能视,目病不治血为背理也,用五灵脂而愈。又人被毒蛇所伤,良久昏愦,一老僧以酒调药二钱灌之即苏。其能事又有如此者,并备载之。

蒲 黄

即甘蒲花上之蕊屑也,细若金粉,故曰黄。处处有之,以秦州者为良,市人以蜜搜作果食货卖。凡使勿用松黄,并黄蒿,其二件全似,只是味粗及吐人耳。吐血消肿者生用,补血止血者炒用。

蒲黄,味甘平,气微寒,无毒。曰甘平者,兼辛而言也。禀地之阴气兼得天之阳气，味甘则能和血，味辛则能散结，微寒则能除热，故入厥阴血分，而治血病诸痛。《本经》主心腹膀胱寒热，利小便，止血，消瘀血，皆此义也。久服轻身益气力者，是血热瘀血，伤损之病去，而身轻力长。故古方同五灵脂，用治一切心腹诸痛甚效。同干姜等分为末，搽舌胀满口甚灵，是皆凉血活血之验也。抑又论之，凡药之性，可行者不可止，可止者不可行，今蒲黄之剂，血之止者可清，血之下者可利，血之瘀者可行，血之积者可除，血之闭者可破，血之行者可止。何其行止之兼全欤。吾闻生则利，熟则补，生则行，熟则止，所以破血宜生，止血宜熟，生则筛如面，嫩黄则易破，熟则粗末炒过如煤，存性则易止，又是不可不辨者。寇宗奭公多服令人自利，极能虚人，则轻身之说，恐亦不可尽信。

地　　榆

其叶似榆而长，初生布地故名。山谷处处有之，三月生苗，根外黑里红，似柳根。二月八月采，曝干。

地榆味苦甘酸，气微寒，沉而降，阴也，无毒。得发良，恶麦门冬，伏丹砂、雄黄、硫黄，禀地之阴气，而兼得乎天之微阳，苦寒能凉血泄热，热散而血活，又其性沉而降，故专主下焦血热诸症。《本经》治妇人乳痓痛，七伤带下五漏，止痛除恶肉，疗金疮。《别录》止脓血诸瘘，恶疮热疮，补绝伤，产后内塞，除渴明目。又《开宝》止纯血痢疳痢极效，亦治肠风，是皆凉血泄热之功也。故凡便血溺血，崩漏下血，浊血带血，肠风痔血，或下利日久而去血不止，或经水无期而乍往乍来，或产后血虚而恶露不尽，或下焦积热而痔漏脱肛，凡为湿热所致，而非虚寒所生者，必用地榆以治之。正以非沉寒之性，不能清湿中之热；非苦寒之味，不能敛下焦之血；非阴寒之气，不能利下焦之湿故也。然而施治之法，抑又异焉，以之止血取上截炒用，以之行血取下截生用，以之敛血则同归、芍，以之清热则同归、连，以之治湿则同归、芩，以之止血中之痛则同归、黄，以之温经而益血则同归、姜。大抵酸敛寒收之剂，得补则守，得寒则凝，得温暖而益血，归经在善用者，自得之而已。至若虚寒水泻冷利，则又切禁，以其性之沉寒也。

菖　蒲

蒲类之昌盛者,故曰昌蒲。生上洛池泽及蜀郡严道,今处处有之。凡五种,以生于水石之间,叶有剑脊瘦根蜜节高尺余,根一寸九节者,名石菖蒲。人以瓦石种之,至春剪洗,日暮易水,高四五寸甚则根长二三分,叶长寸许,谓之钱蒲。凡使忌泥菖、夏菖,状如竹根,形黑气秽,味腥,又忌露根。采得铜刀刮去黄黑硬节皮一重,微炒听用。

石菖蒲,味辛苦,气温,无毒。秦皮、秦艽为使,恶地胆、麻黄,忌铁器、饴糖、羊肉,正禀孟冬六阳之气,而合金之辛味以生。其味辛苦其气大温,阳精之芳草也,阳气开发,外充百骸,辛能四达,以散邪结,为通利心脾之要药。《本经》主治风寒湿痹,咳逆上气,开心孔者,盖苦可燥湿,温能辟寒,辛可散结,风、寒、湿三者合而成痹,去此三邪,痹自愈矣。阳气开发,芬芳轻扬,气重于味,辛兼行走,故能下气开心。咳逆者气逆之候也,下气则咳逆上气可去矣。其通九窍,明耳目,出音声,主耳聋,以能彻五脏之壅遏,治痈疮者辛以散之也。温肠胃者,气味辛温,气厚发热也。止小便者,膀胱虚寒,则小便不禁,肠胃既温,则膀胱亦温矣。《别录》疗肢湿痹不得屈伸,谓其能祛脾湿也。小儿温疟积热不解,山岚寒湿之气,最能发疟,既散其邪,则病本已拔,疟焉得而不已焉。作汤浴及久服轻身者,除湿之验也。不迷惑心智,高志者,心窍开利也。若其补五脏延年之说,盖单指岩栖修炼之士,助发阳气,辟除阴岚,兼可参合养命诸药,资其宣导,臻于太和,故亦为仙家要药。世俗之人,五欲炽然,天淫迭至,讵可穷年卒岁,久饵偏湿偏燥之物乎。

吴　茱　萸

茱萸义未详,冠之以吴,以吴地所生为美也。茱萸与椒不同,一种粒大,一种粒小，小者入药，今亦处处有之。九月九日采，阴干，陈久者良。凡使须深汤中浸去苦汁，七次焙用。

吴茱萸，味辛苦，性大热，气温，不升不降，阳中阴也，有小毒。蓼实为使，恶丹参、硝石、白垩，畏紫石英，入足太阴经，温中快气，入足少阴经，逐冷散寒，入足厥阴经，除下焦之湿，攻至阴之寒，其性存而不走者也。《本经》主治温中下气，止痛除湿血痹，逐风邪，开腠理，咳逆寒热。《别录》主利五脏，去痰冷逆气，饮食不消，心腹诸冷绞痛，中恶心腹痛。大抵此剂辛热之性，能散能温，苦寒之性，能燥能坚，故所治之症，皆取其散寒温中，燥湿解郁之功而已。吾惟得解于此，而于大腹、小腹、少腹阴寒之痛，或呕逆恶心而吞酸吐酸，或心脾郁结而胀满逆食，或疝瘕弦气而攻引小腹，或泄泻痢疟而脾寒胃冷，或关格积聚而膈食膈气，或寒伤胃脘而胃气上哕，或生冷伤脾而呕吐厥逆，或脚气冲心而呕哕酸苦，或霍乱转筋而心腹绞痛，是皆心、脾、肝经之病也，尝用吴茱以治之，谓其下气甚速，止痛甚捷也。其痛久而火动于中者，少加黄连以制之。段成式[1]有曰：椒气好下，茱萸气好上。然先贤之法，中脘痛者非生姜不能治，脐腹痛者非干姜不能除，小腹、少腹痛者非吴茱萸不能疗。又法咽喉口舌生疮者，以茱萸末醋调贴两足心，移夜便愈，其性虽热，而能引热下行，亦从治之义。则上行不下之说，似未必然，但不可多用，恐损元气也。

蜀　椒

即川椒，皆以地名。《雅尔》云：檓。注云：椒，丛生，实大者为檓。

---

[1]　段成式（803—863）：字柯古，临淄邹平（今山东邹平东北）人，邹平郡公段文昌之子。中国唐代文学家、小说家。段成式"博学精敏，文章冠于一时，著书甚众"，除《酉阳杂俎》三十卷、《庐陵官下记》二卷、《汉上题襟集》十卷外，尚有《锦里新闻》三卷、《新纂异要》一卷见于著录，又有《段太常语录》，即《庐陵官下记》下篇，并佚。

《唐风》云,椒聊之实,蕃衍盈升①,是也。今处处有之,而以蜀中者为良,蜀椒肉厚皮皱,其子光黑,如人之瞳神,谓之椒目。他椒子虽光黑,亦不似之,若土椒则子无光彩矣。凡用微炒,使出汗,捣去里面黄壳,取红用,口闭者杀人。

椒红味辛而麻,气温性大热,属火,有毒,杏仁为使,得盐味佳,畏款冬花、防风、附子、雄黄,可收水银,纯阳之物也,为手足太阴,右肾命门气分之药。禀南方之阳,受西方之阴,故能入肺散寒治咳嗽,入脾除湿治风寒湿痹,水肿泻利,入右肾补火治阳衰,溲数,足弱久痢诸症。《本经》主邪气咳逆,温中,逐骨节皮肤死肌,寒热痹痛,下气。《别录》除六腑寒冷,伤寒湿疟,大风汗不出,心腹留饮,宿食肠澼,下利泄精,散风邪,瘕结,水肿,黄疸,杀虫鱼毒,鬼疰,蛊毒,意见不出于此。而时珍又约之曰:散寒除湿,解郁结消宿食,通三焦,温脾胃,补右肾命门,杀蛔虫,止泄泻,殆无余义矣。故古方一老妇,患利五年,百药不效,以感应丸五十丸投之,大便二日不行,再以平胃加椒红、茴香、枣肉为丸,服之遂瘳。此除湿消食,温脾补肾之验也。又一人,吃饭伤饱,气上冲心,胸痞闷者,以水吞生一粒即散,取其能通三焦,引正气下恶气消宿食也。又呕吐服药不纳者,必有蛔在,但于呕吐药中,加炒川椒,盖蛔闻药则动,见椒则头伏也。张仲景治蛔厥乌梅丸,中用蜀椒,亦以此义。许叔微云:大凡肾气上逆,须以川椒引之归经则安。世俗又俱以川椒拌食物,谓其香辣用可,殊不知椒有杀毒驱恶之功。古人以椒目用,非惟以香辣为佳,而实有益于脏腑之留结,又能杀百物之邪秽故也。川椒之功力大略有如是者,至若椒红丸治元脏伤惫,目暗耳聋,久服轻身少睡,心智爽快,诗诀②著其神效,目明倍常,谓有补肾之功也。窃谓不分水火,未免误人,大抵此方惟胃及命门虚寒有湿郁者相宜,若肺胃素热者,大宜远之。盖椒属火有下达之能,服之既久,则火自水生,鲜不被其毒者,故服饵之家,虽云圣方无

---

① 《唐风》云,椒聊之实,蕃衍盈升:出自《诗经·唐风·椒聊》"椒聊之实,蕃衍盈升。彼其之子,硕大无朋。椒聊且,远条且。椒聊之实,蕃衍盈匊。彼其之子,硕大且笃。椒聊且,远条且"。

② 诗诀:《本草纲目》果部四"蜀椒"条关于"椒红丸"附有诗云"其椒应五行,其仁通六义。欲知先有功,夜间无梦寐。四时去烦劳,五脏调元气。明目腰不痛,身轻心健记。别更有异能,三年精自秘。回老返婴童,康强不思睡。九虫顿消亡,三尸自逃避。若能久饵之,神仙应可冀"。

误，而宜与不宜，又当以理自裁也。

木　瓜

木实如小瓜，又味酸得木之正气，故名。出宣城者佳，木状如奈，春末开花，深红色，其实大者如瓜，小者如拳，本城以充土贡，故有宣城木瓜之称。有榠楂，酷类木瓜，但看蒂间别有重蒂，如乳者为木瓜，无者为榠楂也。勿犯铁器，以铜刀削去硬皮，并子切片晒干用。

木瓜味酸咸，气温涩，无毒，入手足太阴血分，气脱能收，气滞能和。《别录》主治湿痹脚气，霍乱大吐下转筋不止，诚不易之经矣。然宗奭之论曰：木瓜得木之正，酸能入肺，故益筋与血，病腰肾脚膝者，皆不可缺，是谓其入肝而益筋也。时珍之论曰：木瓜所主霍乱吐利，转筋脚气，皆脾胃病，非肝病也，肝虽主筋，而转筋则由湿热、寒湿之邪袭伤脾胃所致，故转筋必起于足腓，腓及宗筋皆属阳明，木瓜治转筋，非益筋也，盖土病则金衰，故用酸温以收脾肺之耗散，而藉其走金以平肝邪，乃土中泻木以助金也。木平则土得令而金受荫矣，是谓其理脾而伐肝也。两贤之议论，均有至理，实难遽为轩轾。但以生平用药揣之，如元虚津液不足，或热烦作渴，足膝酸疼者，用香一饮加人参、木瓜，治无不验。又元虚之人，自汗乍来而精神失守，或步履艰难而烦渴引饮，用补中益气汤加木瓜，治验如神。又于脚气之症，腿足红肿，小便少而大便涩者，用槟苏散加牛膝、木瓜，妙亦难穷。其何道以臻此者，意木瓜酸能敛水，而有生津之妙，酸能固气，而有壮神之功，故腰肾之虚，非此不补，足胫之酸，非此不去欤。是用木瓜而审其一得者，有如此。又考之《素问》曰：酸走筋，筋病无多食酸。孟诜曰：多食木瓜，损齿及骨。《针经》：多食酸，令人病癃，盖酸入于胃其涩以收，令人水道不利，而致癃涩病淋也。观此则木瓜可用而又不可多用者也。至若弘景所述转筋时，但呼木瓜名，及书上作木瓜字，皆愈。在弘景以为理不可解，我亦以为不可解也，姑述之，以备览云。

槐　花

槐黄中怀其美,故《周礼》:外朝之法,面三槐,三公位焉。其花未开时收采,陈久者良,入药炒用。

槐花,味苦平,气凉,味厚气薄,阴也,无毒。阳明、厥阴经血分药也,故所治如肠风泻血,赤白痢,五痔,眼赤,皆不出二经之病。若杨梅毒疮,疔疮肿毒,及一切痈疽发背,不问已成、未成,同桃仁酒煎热服,并能治之。因其病亦为阳明积热所生,则治之有事于涤肠清热者,槐花其大有功乎。实苦寒无毒纯阴,肝经气分之药,能行血降气,故治五内邪气热,阴疮湿痒。又堕胎及女人大热难产,催生吞七粒。又治五痔肠风,不论粪前、粪后,脱肛弩肉,有瘘孔者,以七月七日取子捣汁,铜器盛之,日煎令可丸,丸如鼠粪,纳谷道,日三易乃愈。又曰明目益气,头不白者,扁鹊法于十月上巳日,取槐子去皮,纳新瓶封口二七日,初服一枚,再服二枚,日加一枚,至十日,又从一枚起,终而复始,令人可夜读书,延年益气力,大良。枝煎汤洗痔,洗疮及阴囊湿痒。叶煎汤治小儿惊痫壮热,疥癣及疔肿,皮茎同用。

丁　香

即鸡舌香,其中心最大者,击破有顺理而解,为两向如舌,故名。俗人以其似丁字,呼为丁香。出交趾、广州,有雌雄二种,雄者颗小,雌者大如山茱,名母丁香,入药最胜,不可见火,惟摩用。

丁香,味辛,气大温,纯阳,无毒,专入肾、胃二经,又走太阴肺脏,主治虚寒而温脾胃,理元气而止霍乱。去口气殊功,疗呕逆甚验,理腹痛,散风寒,截疟痢,止吐泻,壮元阳,暖腰膝,皆温中之力所致也。是以大人霍乱呃逆,小儿呕吐冷疳,妇人乳裂阴冷,古方必兼用之,盖有取此尔。抑尝论之,吴茱萸、干姜，皆温中之药也，然吴茱之温中，不若丁香之辛温，辛则甘而且美，故入心、脾之经。干姜之温中，不若丁香之大温，大温则存而且守，故入脾、胃之经。桂心之味亦甘辛，但桂心之性散而不守，丁香之味守而且存。附子之气亦大温，但附子之气烈而遍行，丁香之气温而存中，此所以为纯阳之剂，中和之药也。特其性燥，非脾胃真寒之症，不可轻用耳。《抱朴子》云：凡百病在目者，以鸡舌香、黄连、乳汁煎注之皆愈，此得辛散苦降养阴之妙也。独《日华子》治口气之说，则宜有辨，夫口居上，地气出焉，脾有郁火，溢入肺中，失其清和之意而浊气上行，发为口气，若以丁香治之，不过扬汤止沸尔，不若香薷之健脾开胃，为能治其本而效又捷也。

柿

古作柹，从音宋，滓，谐声也。俗作柿，误也。柿，音肺，削木片也，胡名镇头迦①。南北皆产，有数种，有黄柹、红柹、朱柹、椑柹、牛心柹、牛奶柹、塔柹之异。其用有烘柹、白柹、乌柹、酂柹②、柿糕、柹蒂之别。置器中自红者为烘柹，日干者为白柹，火干者为乌柹，水浸藏捣蒸者为柿糕，类各不同，而总以核少者为佳。

烘柹，味甘多涩，气寒无毒，属金有土性，涩而能收，乃脾、肺血分之果也，但无甚大功，《别录》惟著其通耳鼻气，治肠胃不足，压胃间热，止口渴而已。若饮酒食柹，令人易醉或心痛欲死，《别录》亦言解酒毒者，误也！与蟹同食，令人腹痛作泻，惟磨木香汁灌之可解。白柹，即柿饼，日晒，夜露至干，纳瓮中待生白霜取出，故又谓之柿霜。味本相同，而寒气则较杀矣。能健脾，能涩肠，能治嗽，能止血，故本草于干柿主开胃健脾，涩中厚肠，治反胃咯血，疗肠澼痔漏，消痰嗽，润心肺。霜乃其精液也，主清上焦心肺热，生津止渴，化痰宁嗽，治咽喉口舌疮痛，较烘柹为多功耳。按古方，一人病脏毒下

---

① 镇头迦：柿的梵语或巴利语音译。
② 酂柹：音 lǎn shì，亦作酂柹，意思是浸渍泡熟的柿子。

血，凡半月，自分必死者，以干柿烧灰饮两钱即愈。又一人病下血十年，亦以此方一服而愈。盖与本草治肠澼，消宿血，解毒热之义相合。乌柿，火熏者性温，亦能涩中厚肠，断下痢，止呕逆。醂柿，水藏者性冷，亦涩下焦，健脾胃，消宿血。柿糕同糯米捣蒸作糕，与小儿食止秋痢下血有效。柿蒂主治咳逆哕气，夫咳逆者，气自脐下冲脉直上，至咽膈作呃忔蹇逆之声也。哕者，干呕有声也。有伤寒吐下后及久病产后老人、虚人阴气大亏，阳气暴逆，自下焦逆至上焦而不能出者，有伤寒失下，及平人痰气抑遏而然者，当视其虚实阴阳，或温或补，或泄热，或降气，或吐或下可也。古方单用柿蒂煮汁饮之，取其苦温能降逆气也。《济生方》加以丁香、生姜之辛热，以开痰散郁，盖从治之法。昔人亦尝用以取效，易老益以人参，治病后虚人咳逆，亦有功绩。惟朱丹溪乃执以寒治热之理，而概以助火辟之，未免矫枉之过。若陈氏《三因》，又加以良姜之类是真以为胃寒而助其邪火者也。

枣

《埤雅》云：大曰枣，小曰棘。棘，酸枣也。枣性高，故重束；棘性低，故并束。束音次，枣、棘皆有刺针，会意也。南北郡县皆有，种类甚多，惟可充果而已，不堪入药。入药惟取青州及晋地，晒干大枣为良。

大枣，味甘，气平大温，气味俱厚，阳也，无毒，杀乌头、附子毒，忌生葱，禁诸鱼，专入太阴脾经，健脾助胃，亦入少阴心经，壮心定志。《本经》主治心腹邪气，安中，养脾气，平胃气，通九窍，助十二经，补少气，少津液，身中不足，大惊，四肢重和百药久服轻身延年。《别录》主补中益气，坚志强力，除烦闷，疗心下悬，除肠澼，久服不饥神仙，是不惟心、脾二经，凡九窍十二经，无所不到矣。然考之《素问》，枣为脾之果，脾病宜食之。宗奭曰：大枣晒曝入药，甚益脾胃。丹溪曰：味甘性缓，甘先入脾。张仲景治奔豚用大枣，谓能滋脾土以平肾气也，治水饮胁痛，有十枣汤，谓能益土而胜水也。成无己亦曰：邪在荣卫者，辛甘以解之，故用姜、枣以利营卫，生发脾胃升腾之气，则知大枣盖专入脾土为五脏之母,母受益,自能和阴阳,调荣卫,生津液,而诸脏兼益。非无自也,然必治病和药,方能有益,若无故频食,能生虫,能损齿,用糖蜜拌蒸久食,又最损脾,助湿热。王好古云:中满者,勿食甘,甘令人满。故张仲景建中汤心下痞者,减饴枣与甘草同例,是可得用枣之方矣。生枣多食令人热渴膨胀,动脏腑,损脾元,助湿热。凡羸瘦者不可食,枣核烧研。治腹痛邪气,又常含枣核治气,令口见津液,咽之佳。

梅

古文作槑,象子在木上之形,后作梅,从每,谐声也。今处处有之,有野梅、消梅[①]、绿萼梅、重叶梅、红梅、杏梅,其类不一,惟消梅不入煎造。作乌梅法:取青梅篮盛于突上熏黑,用稻灰淋汁润湿蒸过,则肥泽不蠹。盐淹曝干为白梅,久则发霜,即霜梅也,皆可入药。熟者榨汁晒收为梅酱,惟夏月调水止渴而已。

梅子,味酸,气平,无毒。花开于冬,实熟于夏,得木之全气,故其味最酸,所谓曲直作酸也。肝为乙木,胆为甲木,人之舌下有四窍,两窍通胆液,故食梅则津生,类相感也。然木生于水,津过泄则伤肾,外即为齿,故多食损齿。其能伤筋者,酸走筋,筋病无多食酸也。又曰:食梅齿齼者,嚼胡桃肉解之。乌梅既经烟火熏成,则气温而性涩。《本草》主治收敛肺气,解渴除烦,固涩大肠,禁痢止泻,却伤寒温疟,逐虚劳骨蒸。同建茶、干姜为丸,治休息久痢皆取酸收之义。昔陈应之用盐水梅肉一枚研烂,合腊茶入醋治血痢百余日者。又用乌梅、黄连、灶下土等分为末,茶调服亦效。盖血得酸则敛,得寒则止,得苦则涩故也。惟张仲景治蛔厥乌梅丸及虫䘌方中用者,取虫得酸即止之义,稍有不同耳。若其烧研敷恶疮弩肉,或研烂津涂,虽云酸收,却有物理之妙,不可尽解也。白梅治中风惊痫喉痹,痰厥僵仆,牙关紧闭者,取

---

① 消梅:南宋范成大曾经写过一本《梅谱》,里面提到一种叫作"消梅"的优良果品。

梅肉揩擦牙龈,涎出即开。又治泻痢烦渴,霍乱吐下,下血血崩,功同乌梅。

瞿　麦

《韩诗外传》①云：生于两旁,谓之瞿,此穗旁生子,颇似麦,故名,即俗呼落阳花也。凡使只用蕊壳,不用茎叶,若一时同用,即空心令心气噎,小便不禁。用时以竹沥浸一伏时,漉晒。

瞿麦,味苦辛,气寒降也,无毒。蘘草、牡丹为使,恶螵蛸,伏丹砂,禀阴寒之气而生,故味苦寒而兼辛也。苦辛能破血,阴寒而降,能通利下窍而行小便,故《本经》主关格诸癃结,小便不通。因于小肠热甚者,寒能散热,辛能散结,故决痈疽,除湿热,故明目去翳;辛寒破血,故破胎堕子而闭血也;去肾家湿热,故《别录》又云养肾气,逐膀胱邪逆,亦泄湿热故也。湿热客中焦,则清浊不分而为霍乱,通利湿热则霍乱自解矣。约而言之,总为破血利窍之要药耳。但其性猛利善下逐,凡肾气小肠无大热者忌之,胎前产后,一切虚人患小水不利者,法并禁用。

辛　夷

夷者,荑也,其苞初生如荑,而味辛,初发尖长有毛如笔,故又象形而为木笔。今亦处处有之,红、白二种,白者呼为玉兰,入药当用紫者,又须未开时收之,已开者不佳。修治:去毛免射人肺,去心不致人烦,微炙用。

辛夷,味辛,气温,气味俱薄,浮而升阳也,无毒。芎䓖为使,恶五石脂,畏菖蒲、蒲黄、黄连、石膏,入手太阴、足阳明经。《本草》治五脏身体寒热,风头脑痛,面䵟温中,解肌,利九窍,通鼻塞,涕出,治面肿,引齿痛,眩冒,一切

---

① 《韩诗外传》:西汉韩婴所作的一部传记,由360条轶事、道德说教、伦理规范以及实际忠告等不同内容杂编而成。一般每条都以一句恰当的《诗经》引文作结论,以支持政事或论辩中的观点。

鼻渊，鼻衄，鼻窒，鼻疮，及痘后鼻疮。并用研末，入麝香少许，葱白蘸入数次甚良。其功大抵皆属头面鼻目，而尤于治鼻为最多，何也？尝读时珍之论曰：鼻气通于天，天者，头也，肺也。肺开窍于鼻，而阳明胃脉环鼻而上行。脑为元神之府，鼻为明门之窍，人之中气不足，清阳不升则头为之倾，九窍为之不利，辛夷之辛温走气而入肺，其体轻浮，能助胃中清阳上行通于天，所以能温中治头面鼻目九窍诸病，乃可晓然于主治之理矣。

萎蕤

此草根长多须，如冠缨下垂之缕，而有威仪，故以名之。生泰山山谷，叶如竹，两两相对，根黄白色，性灵，多发横生，似黄精而差小。《本经》谓之女萎，《别录》谓之萎蕤，陶云是一，苏云是二。然询之药肆，并未见有女萎，故只说《别录》冠以萎蕤，而女萎即萎蕤也。凡采得以竹刀刮去节皮洗净，蜜水浸一宿，蒸了焙干用。

萎蕤，味甘，气平，又曰辛温，并无毒，畏卤咸。《本经》女萎，主中风暴热，不能动摇，跌筋结肉，诸不足，久服去面黚，好颜色，润泽，轻身不老。《别录》萎蕤，主心腹结气，虚热，湿毒腰痛，茎中寒，及目痛，皆烂泪出。名异而用亦各殊也，然悉其大旨，则不必两两分析。一主霍乱泻痢，一主风淫回来，去面黚，好颜色，一主虚热温毒腰痛。古方胡洽治时气洞下䐜下，有女萎丸；治伤寒冷下结肠丸，有女萎；治虚劳下痢，小黄芪酒加女萎；缘其性温主霍乱下痢故也。茵芋酒用女萎，治贼风手足枯痹，四肢拘挛；女萎膏治身体疬疡斑驳，缘其主中风不能动摇及去面黚，泽颜色故也。又治伤寒七八日不解，续命鳖甲汤，及治脚弱鳖甲汤，并用女萎；又萎蕤饮治风热项急痛，四肢骨肉烦热；萎蕤丸治风虚，热发即头痛，缘其主虚热温毒腰痛故也。是以《南阳活人书》治风温自汗，身重，语言难出，用萎蕤汤，以之为君药，谓其能专治风热湿毒。然予尝用治虚劳寒热痁疟，及一切不足之症，用代参、芪，不寒不燥，大有殊功，此又昔人所未闻者，宁特去风热湿毒而已哉。

龙 胆 草

药如龙葵,味苦如胆,因以为名。出山野近道,以吴兴者为胜,苗高尺余,根类牛膝而短。冬月采,以甘草汤浸一宿,剉细暴干用。

龙胆,味苦涩,气大寒,气味俱厚,沉而降,阴也,无毒。贯众、小豆为使,恶地黄、防葵,禀天地纯阴之气以生,其味大苦大寒,大苦则能下泄,大寒则能除热,故入足厥阴、少阴、阳明三经,为除热泻火之要药。《本经》主骨间寒热者,肾主骨,龙胆入足少阴,除《本经》之热也,治惊痫邪气者,热极生风,则发惊搐,重则变为痫病,湿热邪气之在中、下二焦者,非此不去,热去则诸证自解矣。安五脏,杀蛊毒者,五脏有热则不安,苦涩而寒,故能杀蛊毒。《别录》除胃中伏热,时气温热,热泄下痢,去肠中小蛊,皆涤除湿热之效也。益肝胆气者,相火寄在肝胆也,有泻无补。龙胆能泻肝胆之邪热,为益肝胆气,而又曰止惊惕也,是以下部风湿之热,及脐下至足肿痛,寒湿脚气,必用龙胆,谓其有下行之功也。若用以行上行外,必以酒洗。而又于目疾之症,佐以柴胡;下湿之症,佐以黄柏;肝胆之症,佐以归、芎;胃热之症,佐以芩、术,是皆因其性而度其佐使,故投无不利也。但大苦大寒,能损胃中生发之气,故胃虚血少者,不可轻试。脾胃两虚因而作泄者忌之,虚而有热者忌之。雷敩所禁空腹勿服,令人溺不禁者,以大苦大寒之味,下泄太甚也。则知《别录》所称久服益智,轻身耐老,必非泄药之所克任矣。

茺 蔚

此草及子皆充盛蜜蔚,其功宜于妇人,及明目益精,故有益母之称。近水湿处甚繁,春初生苗,方梗凹面,对节生枝,花开紫色者入血分,宜入药,白者入气分，不入药。五月采，风际阴干用，其子微炒，烈日曝燥，舂壳取仁用。

芜蔚味辛甘，气微温，微寒，无毒，忌铁，制硫黄、雌黄、砒石。禀地中之阳气以生，兼感乎天之阴气以成，入手足厥阴经。辛甘为阳，性善行走，能调血通经，为妇人胎产调经之要药。《本经》用子以明目益精，目者，肝之窍也，益肝行血，故能明目益精。除水气者，其气纯阳，辛走而不守也。《别录》疗血逆，肝脏有火则血逆，肝凉则降而顺矣。治大热头痛心烦，皆血虚而热之候也，清肝散热和血，则头疼心烦俱解矣。用茎作浴汤，以治瘾疹。捣汁服，主浮肿，下水消恶毒，疗肿，乳痈，丹游等毒，蛇虺毒，以及妇人子死腹中，胎产不下，血运血风，崩中漏下，皆取行走血分，和血养血之义。故尝别而用之，于手足厥阴血分风热，明目益精，调女人经则单用芜蔚子，若治肿毒疮疡，消水行血，妇人胎产诸病，则兼用茎子。盖以茎之性专于行，而子则行中有补故也。古方于妇人临产之时，用童便酒煎，治一切妇人胎前产后。名之为益母，询不诬宁，惟妇人血崩，瞳子散大者，禁用，虑其行血甚捷也。

沉　香

木之心节，置水则沉，故名。出海南诸国，及交趾、崖州。被人取之，先断其积年老木根，渍以雨水，岁久，其外皮干俱圬烂，木心与枝节不坏，坚黑沉水者为沉香。类有角沉、黄沉、蜡沉、革沉之异。角沉黑润，黄沉黄润，蜡沉柔韧，革沉纹横，皆属上品。他若栈香、青桂、鸡骨、马蹄、牛头、龙鳞、燕口、玺栗、行叶、芝菌，各因形而命名也。又有熟结、生结、脱落、虫漏之分，又各因拟结之故而别之。要之入药，惟取中实沉水者为良，半沉者次之。凡使不可见火，煎丸俱用研磨入之。

沉香，味辛，气微温，阳也，无毒。香甜者性平，辛辣者性热，辛温香窜，能走散滞气，又其性平和，保和卫气，为上品药。本草主治风水毒肿，去恶气，主心腹痛，中恶鬼痓，止吐泻冷气，破癥癖冷风，取其散滞气，而养诸气也。其曰益精壮阳，暖腰膝者，取温补相火，入右肾命门也。补脾胃，及痰涎血出于脾者，香先入脾而理脾郁也。今人多与乌药磨服，以理胸腹滞气，有益无损，则知其药力亦颇相似。元素谓之益气和神，当以哉。

麝　香

香气远射，故名。出陕西河东益州诸路山中皆有之，似麞而小，黑色，常食柏叶，又啖蛇，其香正在阴茎前皮内，别有膜袋裹之。有三等，第一生香，因入春，脐内急痛，麝自以爪剔出，着屎溺中覆之，常在一处不移，遇之有得一斗五升者，香绝胜，价同明珠。有捕得杀取者为脐香，次之。有见大兽捕逐，惊畏心狂坠死者，人得之，干血作块，为心结香，不堪入药。今人但得真香一子，分作三四子，刮取血膜，杂以余物，裹以四足膝皮货之。货者又复研荔核加伪，彼人言但看一片毛，共在裹中为胜。凡使麝香，用当门子尤妙，以子日开之，勿见火，微研用，不必苦细也。

麝香，味辛甘，气温，阳也，无毒，忌大蒜。香气走窜，能通诸窍之不利，开经络之壅遏，若诸风、诸气、诸血、诸痛，惊痫癥瘕，诸病经络壅闭，孔窍不利者，皆用为引导以开之通之。本草之主催生堕胎，通关利窍，疗痈肿疮疽，驱痎满疫瘴，解酒毒，消瓜果食积，治中风，中气，中恶痰厥，积聚癥瘕，皆取于此。其疗蛇毒者，以麝能啖蛇也。其辟恶梦及尸疰鬼气，镇心安神，温疟惊痫者，以其香能清气，又辟邪也。彼严氏言风病必先用麝香，而丹溪谓风病血病，必不可用麝香，皆非通论。愚以为非不可用，但不可概用耳。如《济生方》治食瓜果成积作胀，治饮酒消渴，云：果得麝则坏，酒得麝则败，此皆得用之理者，有何不可。至若小儿惊痫，用之安神可也。然痘疮将出，则不得泄导其气。妇人难产，用之催生可也。若产后用多，则损真一之气，而迫血妄行。又如牛黄丸用麝，可治风痰，无风病在骨髓者，麝香入脾治内病，宜用之，使风邪得出。若在肌肉者用之，反引风入骨，如油入面之不能出，此乃用麝之误也，切宜辨之。

白　僵　蚕

蚕,从替,象其头身之形,从蚰①,以其繁也。俗作蚕,非矣。蚕,音腆,蚯蚓之名。其色白,死而不朽曰。所在养蚕处有之,不拘早晚,但用白色而条直,自死者佳。去丝绵及子,炒过用。

白僵蚕,味咸辛,气平无毒,又曰微温,有小毒,恶桑螵蛸、桔梗、茯苓、茯神、萆薢。《本经》主治小儿惊痫夜啼,去三虫,灭黑黯。《别录》治女子崩中赤白,产后腹痛,灭诸疮瘢痕。为末封疔肿拔根极效。苏颂以之焙研姜汁调灌,治中风喉痹欲绝,下喉立愈。时珍以之散风痰结核瘰疬,头风风虫齿痛,皮肤风疮,丹毒作痒,痰疟癥结,妇人乳汁不通,崩中下血,小儿疳蚀鳞体,一切金疮疔肿风痔诸症。夫蚕属火其性燥,僵蚕又病风而死者,故能去一切风,胜一切湿,化痰散结,行乳通经,所谓因其气相感,而以意使之者也。又其性轻浮而升,阳中之阴,故能去皮肤诸风如虫行者。其治诸血病,疟病,疳病者,厥阴、阳明之药也。其治喉痹肿痛,下喉立愈者,取其清化之气,从治相火,散浊逆结滞之痰也。但此剂真僵者少。真僵者,其体重实,身直而大,内如沥青,外以蝶粉者,此真僵也,故用之无不立验。若近世以烂蚕灰,拌作真僵用者,又安能责效若斯哉。蚕茧烧灰酒服,治痈疽之无头者,用一枚即出一头,二枚即出二头,神效无比。又曰:止消渴者。丹溪云:其物属火,有阴之用,能泻膀胱中相火,引清气上朝于口,故能止渴也。缫丝汤,及丝绵煮汁,功并相同。蚕蛾性淫,出茧即媾,至于枯槁乃已,故强阴益精用之,谓能交接不倦,止精不泄,方用末连蚕蛾,去头翅足,炒为末,蜜丸梧子大,每夜服二丸,可御十室,以菖蒲酒止之。蚕沙主疗风湿之病,凡风痹瘫风者,用醇酒拌炒,以二袋盛之,蒸热更五熨患处,隔宿即愈。

---

① 　蚰:汉语词语,意思同昆虫的昆。

诃 黎 勒

诃黎勒，梵言，天竺持来也，亦名诃子。今岭南皆有，而广州最盛，形似栀子，青黄色，皮肉相着，七月实热时采，六路者佳。凡使酒浸后蒸一伏时，取肉剉焙用，用核则去肉。

诃子，味苦酸，气温，阴也，无毒。苦能泄，酸能敛，性又下走而急，故其为用，有消痰下气之功，有收敛降火之力，有补肺治咳之能。本草治冷气心腹胀满，下宿物，开胃除烦，治水调中，止呕吐霍乱，破胸膈结气，是所谓消痰下气也。治肠风泻血，赤白久痢，肛门急痛，以及崩下带下，怀孕漏胎，是所谓收敛降火也。独其补肺，治咳之用则有别焉。夫诃子下气，以其味苦而性急，肺苦气上逆，急食苦以泄之，谓其降而下走也。然必久嗽气实者宜之，故古人用以收敛，可同乌梅、五倍子之类；用以下气，可同橘皮、厚朴、槟榔、大腹之类。若用以治嗽，尝用人参以补之，是诚虑其多泄而少补也。东垣以苦重酸轻，而谓嗽药中概不可用，虽云过当，然初咳而气虚者，原不可误投之也。

人 胞

包人如衣，故又曰胞衣。别名紫河车者，《丹书》云：天地之先，阴阳之祖，乾坤之橐籥，铅汞之匡廓，胚胎将造，九九数足，我则乘而载之，故谓之河车。云紫者，贵其色也。古方不分男女，近世男用男，女用女，一云男病用女，女病用男，初生者为佳，次则健壮无病妇人者亦可。取得以浸米泔水，摆净污血，再以乳香酒洗过，篾笼盛之，有烘干研末者，有新瓦焙研者，有酒煮捣烂者，有甑蒸捣晒者，以蒸去力全为上。今人皆剔去筋膜，夫筋膜乃初结真气，不可剔去也。

人胞，味甘咸，气温，无毒。《本草》主治男女一切虚损劳极，癫痫失志恍惚，安心养血，益气补精，故凡诸虚不足，五劳七伤，情欲斫丧，咳嗽无痰，日晡发热；或饮食少进，咳嗽有痰，自汗盗汗；或形瘦无力，四肢困倦，骨痿少气，是皆精血不足之症。用此精血所化之物以补精血所亏之症，则精血已足而诸虚之症皆无矣。盖尝即吴球大造丸之说而详之，以为儿孕胎中，脐系于胞，胞系母脊，受母之荫，父精母血，相合生成，真元所钟，故曰河车。虽禀后天之形，实得先天之气，超然非他金石草木之类可比。愚每用之得效，用之女人犹效，盖本其所自出，各从其类也。且其补阴极重，百发百中，久服耳目聪明，须发乌黑，延年益寿，有夺造化之功，故名大造丸。其方见《本草纲目》。

乳　汁

乳者，化之信，故字从孚，化，省文也。入药取首生男儿，无病妇女之乳，白而稠者佳。晒干如粉，亦堪久用。若色黄赤，清而腥秽如涎者，不可用。有孕之乳，谓之忌奶，小儿食之，吐泻成疳魃之病，最为有毒。

乳汁，味甘咸，气平寒，无毒。本草之补五脏，益气治瘦，悦皮肤，润毛发。疗目赤痛多泪者，何也？《经》云：目得血能视，耳得血能听，手得血能摄，掌得血能握，足得血能步，脏得血能液，腑得血能气。是人身所养无不资血以流通，乳汁乃阴血所化，生于脾胃，摄于冲任，未受孕则下为月水，既受孕则留而养胎，已产则赤变为白，乃知乳汁则血也。故五脏、皮肤、毛发、眼目诸症，得之如灯添油，立见其效。非但补血无亏，且病因血成者，亦由之调养滋达而自愈，所谓荣华腠理，灌溉阴阳，发育元气之剂也。故补药中当用以冲和而润泽之，使甘而补者不至于补之太速，涩而滞者不至于滞而不行，淡而渗者亦不至行而不守也。然血属阴其性冷，凡脏寒者勿用。

白　鲜　皮

鲜者，羊之气也，此草根白色，作羊膻气，故名。出上谷川谷及冤句，苗高尺余，根皮白而心实。宜二月采，若四五月采，便虚恶矣。

白鲜皮，味苦咸，气寒，无毒，恶螵蛸、桔梗及茯苓、萆薢，禀天地清燥阴寒之气。味苦寒而兼咸，降多于升，入足太阴、阳明，兼入手太阳，苦能泄热，寒能除热，而性燥又能散湿，故为散湿除热之要药。《本经》主头风咳逆者，头有火证，咳逆亦实火上冲也，火得寒而散，故头风咳逆自止矣。五疸者湿热所致，淋沥及女子阴中肿痛，亦皆下部湿热，乘虚客肾，与膀胱所致也。湿痹死肌，不可屈伸起止行步者，地之湿气，感则害人皮肉筋骨也。《别录》主四肢不安，盖脾主四肢，恶湿而喜燥，今为湿邪所干，故四肢不安也。时行腹中大热，因而饮水大呼欲走者，邪热盛也。小儿惊痫亦热则生风之候，其药能散湿除热，则蔑不济矣，故一切黄疸湿痹，手足顽弱，癞毒风疮，眉发烂脱，以及女人阴肿，小儿惊痫，淋沥咳逆，时热发狂，饮水，靡不资之。而世医惟用之于疮科，浅矣。若《别录》所载妇人产后余疾，应是血虚而热，必非所宜，且其性阴寒而善散，故虚寒之人，即湿症亦勿用。

茅　根

茅叶如矛，故谓之茅，其根牵连，故根名茹根，《易》曰：拔茅连茹，是也。今处处有之，春生苗，布地如针，俗谓之茅针，亦可啖，甚益小儿。夏生白花，茸茸然至秋而枯其根至洁白，六月采。又有菅，亦茅类也，《诗》曰：白华菅兮①。入药与茅功等。

茅根，味甘，气寒，无毒，正禀土之冲气，而兼感乎春阳生生之气，除热利水之经也。《本经》主劳伤虚羸，盖劳伤者必内热也，甘能益脾，故曰补中，寒能除热，故曰益气。除瘀血血闭寒热者，寒能凉胃，甘能益血，热去血和，则瘀消而闭通，通则寒热自止矣。小便不利由于内热也，热解则便自利矣。《别录》下五淋，除客热在肠胃，止渴。夫淋者，血分虚热所致，淋愈则肠胃之

---

① 白华菅兮：出自《诗经·小雅·白华》"白华菅兮，白茅束兮。之子之远，俾我独兮"。

虚热自解。津液生,而渴亦止矣。又曰坚筋,妇人崩中者,肝藏血而主筋,血热则崩,凉血和血,则筋自坚,崩自愈。亦治妇人月经不匀,通血脉淋沥,亦止吐血、咯血、鼻血、齿血,及伤寒哕逆,肺热喘急,水肿黄疸。解酒毒者,盖血热则妄行,凉血和血则诸血证自除矣。益脾补中,利小便,故亦治水肿黄疸,而兼理伤寒哕逆也,乃世人每以微而忽之,惟事苦寒之剂,致伤冲和之气者,乌足以语此哉。茅针甘平,能通小肠,治鼻衄暴下血者,水煮服之。治恶疮痈肿软疖未溃者,酒煮服之,一针一孔,二针二孔。生捣敷金疮止血。花甘温,煎止吐血、衄血,并塞鼻,亦敷金疮,止血止痛。

罂　粟

实状如罂,其米如粟。处处有之,秋种冬生,至春始茂。其花有白者、红者、紫者、粉红者、杏黄者、半红半紫者,单叶千叶,艳丽可爱,又名丽春花。其子在茎头,长二寸,有盖有蒂,宛如酒罂,中有细子。入药用壳,以水洗润去蒂及筋膜,取薄皮阴干,醋炒,亦有蜜炒者。

罂粟壳,味酸涩,微寒,无毒,得醋、乌梅、橘皮良。《本草》止泻痢,固脱肛,治遗精久咳,敛肺涩肠,止心腹筋骨诸痛,是无疑其为酸涩收敛固气之药也。但宜用之于收后,而不宜用之于开先,如治痢须先散邪行滞,迨至下痢既久,气散不固而肠滑脱肛之时。咳嗽,直至嗽之既久,气散不收,而肺胀痛剧之时,然后用此以涩之、固之、收之、敛之,方为对治。若病之初起,而遽用闭塞肠胃之药,非徒虑其变症淹延,而坚涩之性,直有令人呕逆之患,是所宜预防者也。

决　明　子

此马蹄决明也,以明目之功而名。决明有二种:一种马蹄决明,一种茳芒决明。茎菜俱相似,但莊芒决明嫩苗及花与角子,皆可瀹茹及点茶食,而马蹄决明,苗角韧苦不可食,为有别耳。更有青葙子,又名草决明,即陶氏所谓蓂蒿是也,用者不可混而无辨。

决明子,味咸苦甘,气平,微寒,无毒,恶大麻子,蓍实为使。专主除肝热,和肝气,肝开窍于目,故能收目泪,止目疼,如赤眼、风眼、青盲眼之类。而甄权又云:每旦空心吞之,百日后,夜见物光,茶调敷太阳穴,治赤目肿痛,总不外是。至如贴脑心,上鼻衄,同生甘草煮水顿服,治发背肿毒者,大抵血滞则生疮,血热则鼻衄,肝主藏血,决明和肝气,而微寒又能凉血,故有取焉。

钩　藤

其刺曲发钩,故名。出秦中,今湖南、湖北、江南、江西皆有之。藤长八九尺,或一二丈,其中空,古方多用皮,后世多钩,取其力锐也。

钩藤,味微甘苦,气微寒,无毒。小儿寒热惊痫之药也,故凡客忤胎风,惊啼,疯瘈,口眼抽搐者,必以此药为主。弘景谓其但治小儿,不入余方,惟时珍又以钩藤为手足厥阴之药,足厥阴主风,手厥阴主火,惊痫眩运,皆肝风相火之病。钩藤通心包,于肝木风静火息则诸证自除,故于大人头旋目眩,肝风心热者,亦兼用之,而后世因焉,亦不谬也。

百　合

其根以众瓣合成,或云专治百合病,故名亦通。有二种,一种叶大茎长,树粗花白者,宜入药;一种叶细,花红者,止治外科而已。八月采根阴干用。

百合,味甘平,微寒,无毒,得土金之气,而兼天之清和,入手太阴、阳明,亦入手少阴。《本经》主邪气腹胀,所谓邪气者,即邪热也,邪热在腹,故腹胀,清其邪热则胀消矣。解利心家之邪,热则心痛自瘳。肾主二便,肾及大肠二经有邪热则不通利,清二经之邪热,是大小便自利。甘能补中,热清则气生,故补中益气。清热利小便,故除浮肿胪胀,痞满寒热,通身疼痛,乳难,足阳明热也。喉痹者,手少阳三焦、手少阴心家热也。涕泪,肺肝热也。清阳明三焦心部之热,则上来诸症自除矣。今人每用以安心定胆,益志养脏,主癫狂惊悸,治产后血狂,以及外科痈疽发背搭肩之类,亦取清心去热之义。若张仲景治百合病有百合知母汤、百合滑石代赭汤、百合鸡子汤、百合地黄汤,病名百合,即用百合治之,不识其何义也。

牵 牛 子

药始出田野人牵牛谢药,故以名之。又隐其名曰:黑丑、白丑者,以丑属牛也。处处有之,二月种子,三月生苗,藤绕篱墙叶青,有三尖角,花色红,带碧色,八月绝实,外有白裹皮作球,球内子,四五粒,有黑、白二种,黑者属水效速,白者属金效迟,九月采。

牵牛子,味苦,气寒,有毒,得青木香、干姜良。《别录》主治下气,疗脚满水肿,除风毒,利小便。而东垣辟之曰:牵牛感南方热火之化所生,性极迅速,少用则动大便,多用则泄下如水,乃泻气之药。其味辛辣,久嚼猛烈雄壮,未尝有所为苦寒也。其曰:下气者,乃损削真气之谓也。疗脚满水肿,除风毒,利小便,皆相似之语。况前病多属脾胃气虚之症,理既属虚,何资泻药,且牵牛止能泄气中之湿热,不能除血中之湿热。湿从下受,下焦主血,血中之湿,宜投以苦寒而反以辛热药泄之,伤人元气。《经》曰:辛泄气,辛走气,辛泄肺,肺气病者,无多食辛。牵牛辛烈,比之诸辛药泄气犹甚,其伤人必矣,此东垣谆复相戒之大概也。而时珍解之曰:牵牛自宋以后,北人常用取快,及刘守真、张子和出,又倡为通用下药,故俗医不分为气为血,有湿无湿,但伤食或欲动大便有热证,皆作当服。克化之药,李明之目击其事,故著此说以诏后世,未免于矫枉之过中者。盖牵牛能泄气中之湿热,不能除血中之湿热,诚不易之定论也。故病在血分及脾胃虚弱而痞满者,则不可取快一时,致伤元气。若水气在脾,喘满肿胀,下焦郁遏,腰背胀重,及大肠风秘气秘,卓有殊功。丹溪亦曰:牵牛属火,善走火,能平金而泄肺。若肺先受湿,湿气不得施化,致大小便不通者,宜暂用之。然非病形与症俱实,不胀满,不大便秘者,不可轻用,非谓其不可用也。今人之除气分湿热,三焦壅结,以及逐痰消饮,通大肠风秘气秘者,亦偶用之,盖本诸此。

楮 实 子

楮本作柠,其皮可绩为纻故也。楚人呼乳为谷,其木中白汁如乳,故又名谷。陆氏诗疏云:江南绩其皮以为布,又捣以为纸,长数丈,光泽甚好,又食其嫩芽,以当菜茹。今楮纸用之甚博,楮布不见。有之医方,但贵楮实,余亦稀用。采得去皮瓤,取中子曝干,以酒浸一伏时,蒸之从巳至亥焙干用。

楮实子,味甘,气寒,无毒。《本草》谓其阴痿可强,水肿可退,充肌肤,助腰膝,益气力,补虚劳,悦颜色,轻身壮筋骨,明目。《抱朴子》云:楮木实赤者服之,老者成少,令人彻见鬼神。行车走马,其铺张功用,盖如此其补益也。乃考之《修真秘旨》,言久服令人或骨软之症。《济生方》治骨梗用楮实煎汤,服之是软骨之征矣。今之滋补药中,用之鲜少,其或虑此欤。

郁 李 仁

《山海经》作栯,馥郁也,花实俱香,故以名之。山野处处有之,陕西最多,树高五六尺,子如樱桃,红熟堪啖,微涩。《小雅》云,棠棣之花,鄂不韡韡[①],是矣。法先以汤浸去皮尖,用生蜜一宿,漉出阴干,研如膏用。

---

① 《小雅》云,棠棣之花,鄂不韡韡;《诗·小雅·常棣》首句为"棠棣之华,鄂不韡韡,凡今之人,莫如兄弟"。燕,通宴,原指周公旦宴请兄弟,兄弟之间情义非常好,后泛指兄弟情义光明美好。

郁李仁，味酸苦，气平，无毒，脾经气分之药。其性润而降，能下气利水，《本经》治大肠水肿，面目四肢浮肿，利小便水道，以及肠中结气，关格不通，皆取于此。故古方小儿闭结，大人癖块肿满，气急，脚气浮肿，病之宜通利气分，泄大小便者，多以之为君。甚至有和面作饼煮，不甚熟，入口即通者，是宜量病之虚实投之。

覆 盆 子

能益肾脏，缩小便，服之当覆其溺器，故名。一云子似覆盆之形。有蓬藁子、覆盆子、悬钩子三种，而方家所用以四月熟色乌赤，蒂脱中虚，状如覆盆，而味甘美者为是。色红者为熟，钩中实味酸者为蓬。雷氏制法用东流水，淘去黄叶皮蒂，取净子酒拌晒干用。

覆盆子，味甘气平，微热，无毒。本草以之益肾脏，补肝虚，治肺气，三经并用。而考其功力之至，如补虚续绝，强阴健阳，悦肌肤，缩小便，疗精竭流滑，治劳损风虚，男子久服强阴，女子而服结孕，皆补肾之力居多。其云补肝虚者，能明目，令发不白，然未始非木之资化于水也。云治肺气者，益气轻身，治肺气虚寒，然未始非水足而金自旺也，读者其神而明之。

青 蒿

蒿草之高者，诸蒿叶皆白，而此蒿独青，故名。处处有之，苏颂云：根、子、茎、叶并入药用。陈藏器云：秋冬用子，春夏用苗。雷敩云：使子勿使叶，使根勿使茎，四件若同使，翻然成痼疾。然考之古方，有采叶取带子者，有五月五日竟取叶者，有连茎叶捣汁者，有用茎不用叶，用子不用茎者，随方制度可耳。

青蒿味苦，气寒无毒。《本经》主疗疥瘙痂痒，恶疮，杀虱，治留热在骨间，明目。藏器用治鬼疰伏尸,《日华》用以补中益气,轻身补劳,驻颜色,长毛发。苏恭用生捣,敷金疮止血止疼良。孟诜用烧灰隔纸淋汁,和石灰煎,治恶疮,瘜肉,黡癜。大抵青蒿得春水少阳之气最早,故所主之证,皆少阳、厥阴血分病也。然方脉科中惟治骨蒸热劳为最多,亦有单用者,今从之。

夏　枯　草

此草禀纯阳之气,得夏至后,阴气即枯,故有是名。处处有之,冬至后,生叶似旋覆花,类丹参,四月采茎叶阴干用。

夏枯草,味苦辛,气寒,无毒,王瓜为使。《本经》主治寒热,瘰疬,鼠瘘,头疮,散瘿结气,脚肿,湿痹,轻身。然大概谓其能治瘰疬,散结气而已,未尝言其有补养厥阴血脉之功也。乃《黎居士易简方》治目疼,用砂糖水浸一夜,用取其解内热,除肝火也。楼全善治目珠疼至夜则甚者,神效。或用苦寒药点之反甚者,神效。盖目珠连目本即系也,属厥阴经,夜甚及点苦寒药反甚者,夜与寒亦阴也,夏枯禀纯阳之气,补厥阴血脉,故治此如神。所谓以阳治阴也,是可补《本经》所未及。

校 后 记

一、《本草选旨》的来源

民国时期是我国中医药发展变化的重要时段,该时期中医药的学术发展直接影响了新中国成立后中医药的状况。因此,近些年我们对发表于民国时期中医药期刊中比较具有整理价值的文章积极展开了收集校注的工作。笔者所整理校注的《本草选旨》一书乃民国时期署名"云间医士闾丘(立)煜、闾丘(立)炳手授,闾丘(立)升恭辑,王家声(雪楼)投"的连载文章,连续发表于《中医杂志》从 1924 年 6 月第 11 期至 1928 年 6 月第 27 期中,前后连载共计 17 期,载药 172 种,所述近十万字。本书自 1928 年 6 月后虽未见于《中医杂志》及其他各类民国期刊之连载,但仅就目前掌握的内容已经可以单独成册。

二、《本草选旨》的作者

民国时期著名中医药期刊《中医杂志》在"中华民国十三年岁次甲子夏六月出版的《中医杂志》第十一期"中有关《本草选旨》最初发表一期的文中明确记录了"云间医士闾立煜、闾立炳手授,闾立升恭辑,王家声投"等分别为此书著作者、编辑者与投稿者。但连载过程中前后不一,从"中华民国十四年(1925)岁次乙丑冬十二月出版的《中医杂志》第十七期"开始的《本草选旨》(六续)却又记述为"云间医士闾丘煜、闾丘炳手授,闾升恭辑,王雪楼投"。"闾"与"闾丘"皆为我国汉族姓氏,姓氏名称记载混乱加之史料不足,无从考证,导致作者到底系何名何姓乃至生平简介皆无法查询。而前之"闾立升",后文又多有记作"闾升""闾丘升",使得关于如何界定著作者和编辑者的整个过程更加扑朔迷离。至于投稿者则最初署名为王家声,后署名为王雪楼,不知道是两个人,还是王家声,字雪楼。因此本书署名暂作"云间医士闾丘(立)煜、闾丘(立)炳手授,闾丘(立)升恭辑,王家声(雪楼)投",以待他日有更多关于作者的信息后进行更改。

三、《本草选旨》的基本内容与格式

《本草选旨》从"中华民国十三年(1924)岁次甲子夏六月出版的《中医杂志》第十一期"开始连载,第一条即为"人参",并无一般古代本草类书籍常见的目录、序例(或称凡例)、药性总论之类的概述性文字。

每一条目,主要内容与格式为:药物的正名,对药物名称来由的解释即释名,药物形态的文字描述(全书未见本草插图),同一药物不同品种间的比较,有些还包括对于药物伪品的鉴定知识、炮制、性味、阴阳升降浮沉、配伍忌宜、归经、主治与功效(内容以《神农本草经》《名医别录》《本草纲目》为主,并加以阐释,还选取了后世本草著作及医家对该药物的代表性认识,其中又以参合张元素、李杲、朱丹溪等金元时期名医的论述为多),最后一般多附以作者本人对该药物的临床实践认知,部分条目还有经典医方中对该药物使用的情况及原理的分析,部分条目还包括该药的临床使用禁忌证。每一条目或长或短,常见的经典药物或作者临床常用的药物则内容较为详实,而部分条目则相对简单。

四、《本草选旨》的特色

首先,所谓"选旨"即选取一些作者比较认可的对药物认知的主旨性记述。这些内容前文已述,是以《本经》《别录》《本草纲目》等本草书籍内容为核心主旨,为经;之后多摘抄张元素、李杲、朱丹溪等历代名医对该药功效的论述,为纬。

其次,部分作者临床使用经验丰富的药物,作者常广为论述对该药物的临床实践认知,尤其是与其他药物配伍应用的情况,部分条目还有历代经典方剂中对该药物的应用机制阐述,另有部分条目还包括该药的临床使用禁忌及注意事项。

五、《本草选旨》的价值

通过《本草选旨》这个窗口,可以从侧面了解民国时期中医药的学术状况,尤其是如何将本草学知识融入医疗实践中。从作者非常重视《本经》《别录》对某一药物临床主治功效的记载可以看出,民国时期由于受到西医学的冲击,医家们生存压力骤然上升,因此对临床疗效的追求相较于明清时期有

了明显的紧迫感。而且作者在某一条目的后面一般多会谈及自己对该药物临床使用的一些心得，以及临床使用禁忌。但在如何阐释中药功效方面则仍多流连于张元素、李杲、朱丹溪等人的药效解释之中，然而本书对于金元时期的法象药理学阐释选取得并不多，反映了民国时期由于西学东渐，科学知识逐步开始传播，作者对于一些虚玄之理解释药物临床实效的可信度产生了怀疑，但又苦于无法找到更好解释中药药效的药理学基础，不得不采用金元时期名医们的一些解释说法，却对过于不切实际的法象药理阐释敬而远之。

则如笔者所言：某一时代的本草学著作是我们打开某一时代中医药学大门的钥匙。《本草选旨》虽然是民国时期一部在《中医杂志》期刊中连载而或许并未全部完成的书稿，但其仍然反映了民国时期医家的思考与困惑。

最后有必要说一说民国期刊的质量问题，晚清至民国时期开始出现各类期刊，自然也少不了中医药类的期刊，但其总体质量较为一般，即使是民国时期较为著名的代表性中医药类期刊《中医杂志》，其文中仍然是错误不少。笔者于校注中虽多方考证、查阅、对比相关资料，加以审校修正，但笔者原非专攻本草学之人，仓促之中或多有尚未能辨识者，实盼诸位方家能不吝赐教，大力斧正，则是本人之幸也！

编校者　杨枝青
于 2023 年国庆

索　引